Besma HAMDI
Sabrine Louhaichi
Agnès Hamzaoui

Asma na adolescência

Besma HAMDI
Sabrine Louhaichi
Agnès Hamzaoui

Asma na adolescência

ScienciaScripts

Imprint

Any brand names and product names mentioned in this book are subject to trademark, brand or patent protection and are trademarks or registered trademarks of their respective holders. The use of brand names, product names, common names, trade names, product descriptions etc. even without a particular marking in this work is in no way to be construed to mean that such names may be regarded as unrestricted in respect of trademark and brand protection legislation and could thus be used by anyone.

Cover image: www.ingimage.com

This book is a translation from the original published under ISBN 978-620-6-72351-6.

Publisher:
Sciencia Scripts
is a trademark of
Dodo Books Indian Ocean Ltd. and OmniScriptum S.R.L publishing group

120 High Road, East Finchley, London, N2 9ED, United Kingdom
Str. Armeneasca 28/1, office 1, Chisinau MD-2012, Republic of Moldova, Europe
Printed at: see last page
ISBN: 978-620-8-14318-3

ÍNDICE DE CONTEÚDOS

INTRODUÇÃO

A asma é a doença crónica mais comum que afecta os adolescentes. De acordo com o estudo ISAAC (International Study of Asthma and Allergies in Childhood) [1], a prevalência global da asma no grupo etário dos 13-14 anos está estimada em 13,7%, com variações significativas entre países de todo o mundo. A Tunísia é um dos países de elevada prevalência.

A adolescência é um período de transição da infância para a idade adulta. Caracteriza-se por profundas alterações físicas, emocionais, intelectuais e psicossociais.

Os adolescentes têm a tarefa de se familiarizarem com o seu corpo em crescimento, de adquirirem um certo grau de independência em relação aos pais, de desenvolverem a sua própria rede de relações e de tomarem decisões importantes sobre a sua educação e o seu futuro.

Ter uma doença crónica, como a asma, nesta idade vai dificultar o processo de autonomia do adolescente, reforçando a sua dependência dos pais. Para além disso, as restrições e os constrangimentos terapêuticos da doença vão contrariar a necessidade de emancipação e de experimentação, necessárias ao processo de construção da sua própria identidade.

A adolescência é um período de alto risco marcado pela negação da doença, pela fraca adesão ao tratamento e por comportamentos de risco [2].

O controlo da asma é um conceito que se refere à evolução da doença durante um período de algumas semanas [3]. Reflecte a medida em que a doença é controlada pelo tratamento fornecido e, por conseguinte, reflecte a atividade e a natureza dinâmica da asma durante um determinado período, independentemente da sua gravidade [4].

Durante a adolescência, a asma é frequentemente mal controlada [5,6], com um impacto substancial na qualidade de vida e na escolaridade [5] e um custo económico elevado [6]. Por estas razões, o controlo da asma é considerado o principal objetivo da gestão da asma de acordo com as recomendações internacionais [7].

Os objectivos do nosso estudo foram investigar as caraterísticas clínicas, funcionais e terapêuticas da asma na adolescência e identificar os factores que influenciam o controlo da doença.

<h1 style="text-align:center">PACIENTES E MÉTODOS</h1>

A. Quadro de estudo :

Este estudo foi realizado no serviço de Pneumologia Pediátrica B do Hospital Abderrahmane Mami em Ariana. Trata-se de um estudo transversal e descritivo com recolha retrospetiva de dados durante um período de 5 anos (2015-2019). Foram incluídos 50 adolescentes, divididos em dois grupos de acordo com o nível de controlo: um grupo controlado e um grupo não controlado.

B. Doentes :

I. Critérios de inclusão :

Incluímos neste estudo todos os adolescentes com idades compreendidas entre os 10 e os 19 anos que foram hospitalizados no serviço de Pneumologia Pediátrica B do Hospital Abderrahmane Mami, em Ariana, ou atendidos em ambulatório entre janeiro de 2015 e junho de 2019 por asma.De acordo com a OMS, a adolescência começa com o início da puberdade fisiologicamente normal e termina quando a identidade e o comportamento adultos são aceites. A asma é definida de acordo com a GINA 2018 por uma história de sintomas respiratórios como sibilância, falta de ar, aperto no peito e tosse que variam em tempo e intensidade e estão associados à limitação variável do fluxo expiratório [7].

II. Critérios de não-inclusão :

Não inclui :

*Crianças com doença pulmonar obstrutiva crónica de outras causas e doença cardíaca congénita.

*Crianças com menos de 10 anos.

III. Critérios de exclusão :

Excluímos os doentes com registos incompletos.

C. Métodos :

I. Nível de controlo :

O nível de controlo da asma foi especificado de acordo com os níveis definidos pela Global Initiative For Asthma (GINA) 2018 (Anexo 1). Foi utilizado o nível de controlo durante a última consulta.

II. Recolha de dados :

Os dados foram recolhidos dos registos médicos e dos formulários de consulta externa e registados num formulário individual (anexo 2). A ficha a incluía diferentes variáveis relativas às caraterísticas epidemiológicas, clínicas, funcionais e terapêuticas dos pacientes.

Caraterísticas epidemiológicas :

Registámos :

* Idade de inclusão

* Sexo

* Peso

* Tabagismo (passivo e ativo)

* Condições socioeconómicas

2. Caraterísticas clínicas :

Registámos :

* Idade de início e diagnóstico da doença.

* O tempo de evolução da doença.

* Sintomas atópicos associados (rinite ou conjuntivite alérgica e dermatite atópica).

* História familiar de atopia e asma.

* Co-morbilidades associadas (doença do refluxo gastro-esofágico, excesso de peso e obesidade).

O excesso de peso e a obesidade são definidos como um IMC acima do percentil 85ème e 95ème , respetivamente, de acordo com as curvas do CDC (anexo 3).

3. Caraterísticas da asma :

* **Natureza alérgica:** a investigação alergológica cutânea baseou-se num interrogatório meticuloso e pormenorizado, complementado pela técnica Prick-Test.

A natureza alérgica da asma foi determinada com base em testes cutâneos positivos para pneumalergénios. Os alergénios testados foram os ácaros do pó da casa: Dermatophagoides pteronyssinus (DP) e Dermatophagoides Farinae (DF), pelo de gato, pelo de cão, 5 gramíneas, oliveira, cipreste, parietária, baratas e penas.

* **Controlo da doença durante as últimas quatro semanas :**

- A frequência de utilização de broncodilatadores.

- A frequência dos sintomas noturnos e diurnos.

- Limitar a atividade devido à asma.

O nível de controlo da doença foi avaliado com base na GINA 2018 (anexo 1).

*** Gravidade da asma:** pode ser avaliada quando o doente está a fazer um tratamento de fundo regular há vários meses [7] :

- Asma ligeira: é a asma que está bem controlada com os níveis de tratamento 1 ou 2.

- Asma moderada: é a asma que está bem controlada pelo tratamento de nível 3.

- Asma grave: é a asma que requer níveis de tratamento 4 ou 5 para ser bem controlada, ou que permanece não controlada apesar do tratamento (apêndice 5).

*** Perfil da doença nos últimos 12 meses :**

- O número e a gravidade das exacerbações.

- O número de consultas de urgência.

- O número de internamentos hospitalares.

- Limitações ao esforço físico.

- Abandono escolar.

4. Avaliação psicológica :

Foi efectuada pela psicóloga do serviço através de uma entrevista com os pacientes acompanhados pelos pais.

5. Função respiratória :

- Foi registado o pico de fluxo expiratório (PFE) registado na última consulta. O PFE foi avaliado de acordo com a altura do doente (anexo 6).

- Os testes de função respiratória (RFT) foram efectuados por espirometria. Foram registados os valores do volume expiratório forçado no primeiro segundo (FEV1), da capacidade vital forçada (FVC) e do índice de Tiffeneau. Para avaliar a reversibilidade da obstrução, foi efectuado um teste broncodilatador. O parâmetro ventilatório relevante foi medido novamente após a inalação de 400 µg de salbutamol.

Foi utilizado o resultado da última espirometria: normal (FEV1 normal e índice de Tiffeneau > 90%), síndrome obstrutiva reversível (índice de Tiffeneau < 90% e 12% de reversibilidade do FEV1 em relação ao valor de referência).

6. Investigações biológicas :

Aumentámos o :

*Nível de eosinófilos no sangue.

*Determinação dos anticorpos IgE totais.

7. Caraterísticas terapêuticas :

* Tratamento de fundo: corticosteróides inalados (ICS), miméticos beta-2 de ação prolongada (LABM) e antileucotrienos.

Para cada medicamento, especificámos o nome da molécula, a dose e a via de administração.

* A técnica de inalação utilizada: dispositivo utilizado (inalador de dose calibrada (MDI) com ou sem câmara de inalação (IC), inalador de pó seco) e a qualidade da técnica de inalação.

* Cumprimento terapêutico: bom ou mau (avaliado com base no cumprimento das doses e no número de vezes que a medicação para a asma é tomada).

III. Identificação dos grupos :

De acordo com a GINA 2018 [7], 50 adolescentes com asma foram divididos em dois grupos: um grupo controlado de 28 pacientes e um grupo não controlado de 22 pacientes.

As caraterísticas epidemiológicas, clínicas, espirométricas e terapêuticas de cada grupo foram especificadas e comparadas.

IV. Definições :

1. Ataques de asma :

Trata-se de um breve ataque paroxístico de dispneia, aperto no peito, pieira ou tosse, que desaparece espontaneamente ou com tratamento adequado [9].

2. Exacerbação asmática :

A persistência de sintomas respiratórios que se prolongam por mais de 24 horas, independentemente do facto de o início ser gradual ou abrupto, e que exigem uma mudança de tratamento [9].

V. Análise estatística :

Os dados foram analisados com recurso ao software SPSS versão 17.

1. Estudo descritivo: calculámos as frequências absolutas e as frequências relativas (percentagens) para as variáveis qualitativas. Calculámos as médias, medianas e desvios-padrão e determinámos os valores extremos para as variáveis quantitativas.

2. Estudo analítico: as comparações de duas médias em séries independentes foram efectuadas através do teste t de Student.

As comparações de percentagens em séries independentes foram efectuadas através do teste do qui-quadrado de Pearson e, em caso de não validade deste teste e de comparação de 2 percentagens, através do teste exato bicaudal de Fisher.

3. Pesquisa de factores que contribuem para um mau controlo da asma :

A pesquisa de factores de risco foi efectuada através do cálculo do Odds Ratio (OR), que representa o número de vezes que o risco de um evento é multiplicado no caso de exposição a um fator em comparação com a não exposição. Para identificar os factores de risco independentemente ligados ao evento, realizámos uma análise multivariada através de regressão logística. A análise multivariada foi utilizada para calcular os OR ajustados, medindo o papel específico de cada fator. Em todos os testes estatísticos, o nível de significância (p) foi fixado em 0,05. O risco de erro alfa foi fixado em 5%.

VI. Coleção de dados bibliográficos :

Utilizámos os sítios Web Science Diret e Pub Med para procurar artigos utilizando as seguintes palavras-chave: asthma, adolescent and control.

VII. Considerações éticas e conflitos de interesses :

Não temos conflitos de interesse em relação a este estudo.

RESULTADOS

A. Caraterísticas da população do estudo :

Com base no GINA 2018, foram identificados dois grupos: um grupo controlado e um grupo não controlado.

I. Caraterísticas do grupo controlado :

Este grupo incluía 28 adolescentes com asma.

1. Caraterísticas epidemiológicas :

A idade média foi de 13 anos, com extremos de 10 e 18 anos. O sexo masculino predominou, com um rácio de 1,8.
Treze adolescentes (46,4%) estavam expostos ao tabagismo passivo e n e n h u m deles era fumador ativo.

As condições socioeconómicas eram boas a médias em 92,9% dos casos (26).

A humidade estava presente nas casas de 9 adolescentes (32,1%).

Um animal de estimação estava presente no ambiente do doente em 28,6% dos casos (8).

Três adolescentes eram obesos, como mostra a Figura 1.

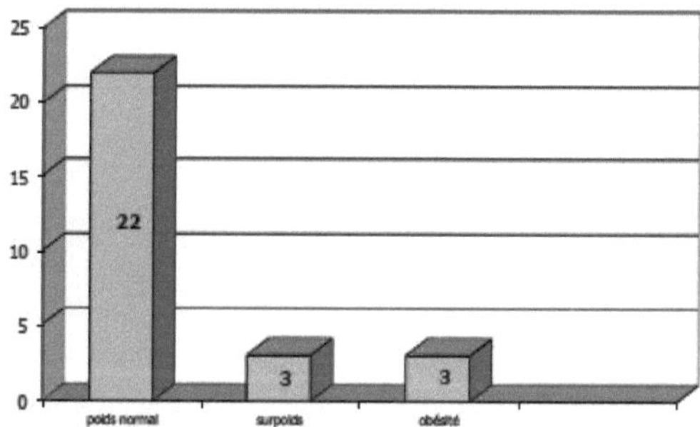

Figura 1: Distribuição dos doentes de acordo com o peso (grupo de controlo).

2. Caraterísticas clínicas :

a. Idade de início e diagnóstico de asma :

A idade média de início da doença foi de 5 anos, com extremos de 1 e 11 anos. A asma começou na adolescência em 4 doentes.

A duração média da doença foi de 7,9 anos (1-15).

A idade média do diagnóstico foi de 6,5 anos. O diagnóstico tardio foi registado em 12 casos (42,9%).

O quadro I apresenta os fenótipos da doença em função da idade de início.

Tabela I: Fenótipos da asma de acordo com a idade de início (grupo de controlo).

Fenótipos	Assobios persistentes	Assobios persistentes	Assobiadores	Total
	início precoce (<3 anos)	início tardio (>3 anos)	tardio (>6 anos)	
N	12	8	8	28
%	42,8%	28,6%	28,6%	100%

b. Natureza alérgica :

Foram realizados testes cutâneos em 21 adolescentes do grupo de controlo. Os resultados foram positivos em 11 casos (52,4%), tendo os ácaros sido implicados em todos os casos. Num caso, verificou-se também uma sensibilização à Blomia Tropicalis.

c. Sintomas atópicos associados :

A rinite alérgica esteve presente em 13 adolescentes (46,4%). A conjuntivite alérgica esteve presente num adolescente (3,6%). A atopia familiar foi encontrada em 17 adolescentes (60,7%).Dezasseis adolescentes (57,1%) tinham história familiar de asma.A combinação de atopia familiar e pessoal afectou nove adolescentes (32,1%).

d. Caraterísticas da asma :

* A gravidade da doença :

A asma era persistente em 92,9% dos casos (26).

A Tabela II mostra a gravidade da asma nos nossos 28 adolescentes asmáticos controlados.

Tabela II: Gravidade da doença (grupo de controlo).

Gravidade da doença	N	%
Asma ligeira	20	71,4
Asma moderada	8	28,6
Asma grave	0	0
Total	28	100

* Perfil da doença nos últimos 12 meses:

- Exacerbações: um doente teve uma exacerbação moderada nos últimos 12 meses.

- Internamentos hospitalares: um doente foi hospitalizado devido a um ataque de asma moderado.

- Frequência escolar e atividade desportiva: não foram registadas dificuldades relacionadas com a asma na escola ou restrições à atividade desportiva no grupo controlado.

3. Avaliação psicológica :

Em seis adolescentes (21,4%), foram observadas anomalias em três casos. Num dos casos, o adolescente apresentava ansiedade; no segundo caso, foram observadas ansiedade e depressão maternas; no terceiro caso, havia depressão na criança e ansiedade e depressão na mãe. Além disso, verificou-se que uma mãe tinha ideias erradas sobre o tratamento de fundo, pelo que se recusou a fazer o tratamento.

4. Função respiratória :

a. Pico de fluxo expiratório (PFE):

Foi medido em 25 doentes. Era normal em 88% dos casos. Nos outros casos, estava moderadamente reduzida.

Os resultados dos valores de EPD em função do valor teórico estão resumidos no Quadro III.

Tabela III: Valores de PFE em função do valor teórico (grupo de controlo).

DEP	N	%
> 80% teórico	22	88
60-80% teórico	3	12
< 60% teórico	0	0
Total	25	100

b. Exame funcional respiratório (EFR) :

Todos os doentes deste grupo foram investigados por espirometria. O VEF1 médio foi de 2,2 litros. O VEF1 normal foi encontrado em 42,9% dos casos (12) e o índice de Tiffeneau médio foi de 83,4%. A síndrome obstrutiva estava presente em 60,7% dos adolescentes do grupo de controlo (17 casos). Os resultados estão resumidos na Figura 2.

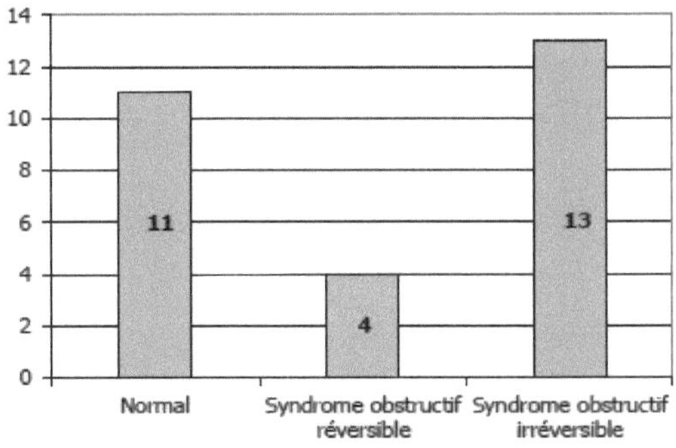

Figura 2: Resultados da espirometria (grupo de controlo).

5. **Investigações biológicas :**

* Células polimorfonucleares eosinofílicas: foram encontradas em 24 doentes. A hipereosinofilia foi encontrada em 54,2% dos casos (13).

* IgE total: foi medida em 4 doentes. Estavam aumentadas em todos os casos.

6. **Caraterísticas terapêuticas :**

a. **Tratamento de fundo :**

* **Corticosteróides inalados:** apenas dois doentes deste grupo não estavam a tomar corticosteróides inalados.

A corticoterapia inalatória foi o tratamento de fundo utilizado isoladamente em 67,9% dos casos (19/26). As doses de corticosteróides inalatórios foram baixas em 61,5% dos casos, médias em 30,8% e altas em 7,7%.

* Miméticos **beta-2 de ação prolongada:** utilizados em 7 doentes em associação com corticosteróides inalados (25%).

b. **Tipo de sistema de inalação :**

O inalador de dose calibrada foi o sistema de inalação mais utilizado (71,4%). O inalador de dose calibrada combinado com a câmara de inalação foi utilizado em 14,3% dos casos. As diferentes técnicas de inalação estão resumidas na Figura 3.

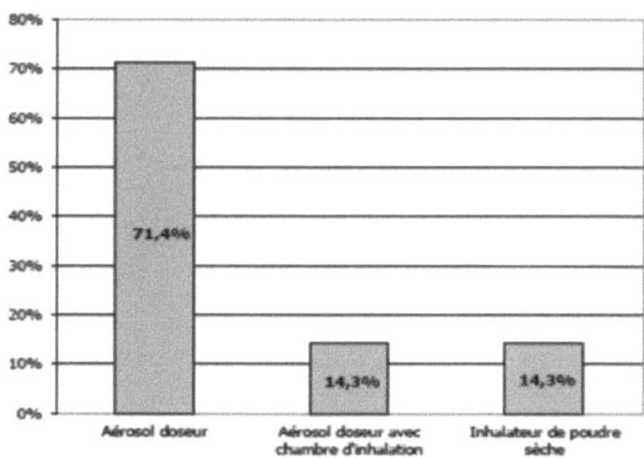

Figure 3: Répartition selon le type du système d'inhalation (groupe contrôlé).

Figura 3: Distribuição por tipo de sistema de inalação (grupo controlado).

c. Técnica de inalação :

Foi avaliada em 23 pacientes. O resultado foi bom em todos os casos.

d. Cumprimento da terapêutica :

Foi considerada boa em 75% dos doentes (21).

II. Caraterísticas do grupo não controlado :

Este grupo incluía 22 adolescentes com asma (44%).

1. Caraterísticas epidemiológicas :

A idade média foi de 12,7 anos, com extremos de 10 e 16 anos. O sexo masculino predominou, com uma razão de sexo de 1,8. Metade dos adolescentes (11) estava exposta ao tabagismo passivo e nenhum deles era fumador ativo. As condições socioeconómicas eram precárias em 13,7% dos casos (3). A humidade estava presente nas casas de 14 adolescentes (63,6%). Em 18,2% dos casos, havia um animal de estimação no ambiente do paciente (4). Dois adolescentes apresentavam sobrepeso e nenhum era obeso (peso avaliado em 21 adolescentes deste grupo) (Figura 4).

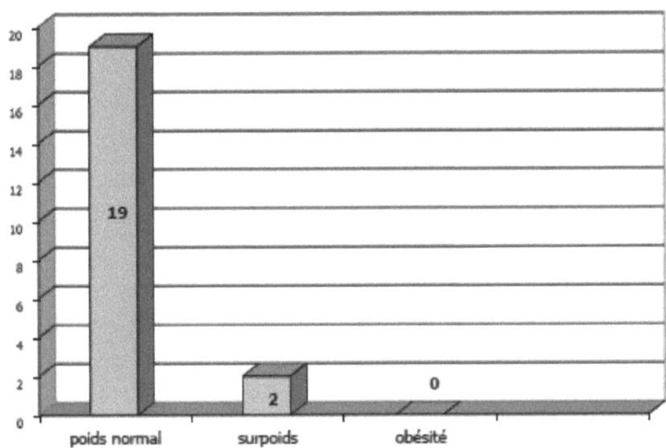

Figura 4: Distribuição dos doentes de acordo com o peso (grupo não controlado).

2. Caraterísticas clínicas :

a. Idade de início e diagnóstico de asma :

A idade média de início da doença foi de 4 anos, com extremos de 1 e 12 anos. A duração média da doença foi de 8,7 anos (1-14) e a idade média de diagnóstico foi de 5,7 anos. O diagnóstico tardio foi registado em 13 casos (59,1%).

O quadro IV apresenta os fenótipos da doença em função da idade de início.

Tabela IV: Fenótipos da asma de acordo com a idade de início (grupo não controlado).

Fenótipos	Assobios persistentes	Assobios persistentes	Assobiadores	Total
	início precoce	início tardio	tardio (>6 anos)	
	(<3 anos)	(>3 anos)		
N	13	4	5	22
%	59,1%	18,2%	22,7%	100%

b. Natureza alérgica :

Foram efectuados testes cutâneos em 17 adolescentes do grupo não controlado. Os ácaros do pó da casa foram os alergénios mais frequentemente implicados (8 casos). Foram associados à Blomia Tropicalis em dois casos e aos bolores num caso. Os outros dois casos envolveram sensibilização a gramíneas e a uma combinação de gramíneas e cereais, respetivamente.

13

c. Sintomas atópicos associados :

A rinite alérgica esteve presente em 8 adolescentes (36,4%). A conjuntivite alérgica esteve presente em 3 adolescentes (13,6%). A atopia familiar foi encontrada em 13 adolescentes (59,1%). Sete adolescentes (31,8%) tinham história familiar de asma. A combinação de atopia familiar e pessoal afectou 6 adolescentes (27,3%).

d. Caraterísticas da asma :

* Gravidade da asma :

A asma era persistente em todos os casos.

A Tabela V mostra a gravidade da asma nos nossos 22 adolescentes asmáticos não controlados.

Tabela V: Gravidade da doença (grupo não controlado).

Gravidade da doença	N	%
Asma ligeira	14	63,6
Asma moderada	8	36,4
Asma grave	0	0
Total	22	100

* Perfil da doença nos últimos 12 meses:

- Exacerbações: Quatro doentes tiveram pelo menos uma exacerbação nos 12 meses anteriores. As exacerbações foram frequentes em dois casos.

- Admissões hospitalares: um doente foi admitido nos cuidados intensivos devido a um ataque de asma grave.

- Escolaridade: sete adolescentes (31,8%) tiveram dificuldades na escola, dois dos quais abandonaram a escola.

- Atividade desportiva: limitada em 6 adolescentes (27,3%) devido à asma.

3. Avaliação psicológica :

Foram envolvidos oito adolescentes (36,4%). Num caso foi detectada uma anomalia. A entrevista com a psicóloga também revelou algumas concepções erradas dos pais sobre a asma. A entrevista com a psicóloga também revelou algumas concepções erróneas dos pais sobre a asma, nomeadamente sobre os efeitos adversos da terapêutica modificadora da doença, o que levou à recusa do tratamento ao adolescente.

4. Função respiratória :

a. Pico de fluxo expiratório :

Foi medido em 21 adolescentes. Os resultados dos valores de EPD em função do valor teórico estão resumidos na Tabela VI.

Tabela VI: Valores de PFE em função do valor teórico (grupo não controlado).

DEP	N	%
> 80% teórico	11	52,4
60-80% teórico	7	33,3
< 60% teórico	3	14,3
Total	21	100

b. Teste da função respiratória :

Vinte adolescentes deste grupo foram investigados por espirometria. A média do VEF1 foi de 2,2 litros. O VEF1 normal foi encontrado em 55% dos casos (11). O índice de Tiffeneau médio foi de 84,3%. 13 adolescentes (65%) apresentavam uma síndrome obstrutiva. Os resultados da espirometria estão resumidos na figura 5.

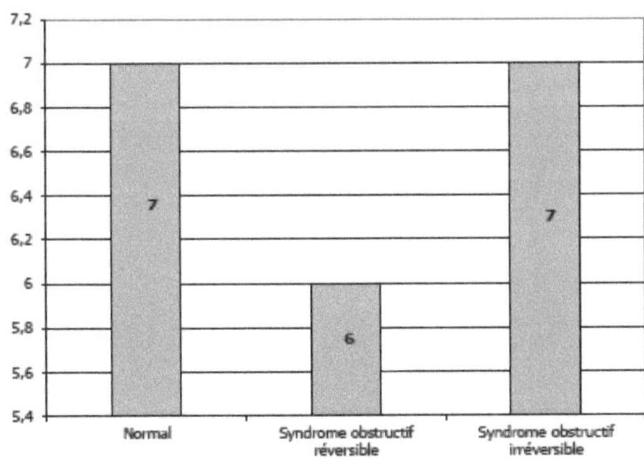

Figura 5: Resultados da espirometria (grupo não controlado).

5. Investigações biológicas :

* Polimorfos eosinofílicos :

Foram detectados em 21 doentes. A hipereosinofilia foi detectada em 47,6% dos casos (10).

* IgE total :

Foram medidos em 6 doentes. Estavam aumentados em todos os casos.

6. Caraterísticas terapêuticas :

a. Tratamento de fundo :

*** Terapia com corticosteróides inalados :**

Foi o tratamento de fundo utilizado isoladamente na maioria dos casos (68,2%).

As doses de corticosteróides inalados foram baixas em 68,2% dos casos, médias em 9,1% e elevadas em 22,7%.

*** Beta-2-miméticos de ação prolongada :**

Foram utilizados em 7 doentes (31,8%) em combinação com corticosteróides inalados.

b. Tipo de sistema de inalação :

O inalador de dose calibrada foi o sistema de inalação mais utilizado (68,2%). O inalador de dose calibrada e a câmara de inalação foram utilizados em 9,1% dos casos. As diferentes técnicas de inalação estão resumidas na Figura 6.

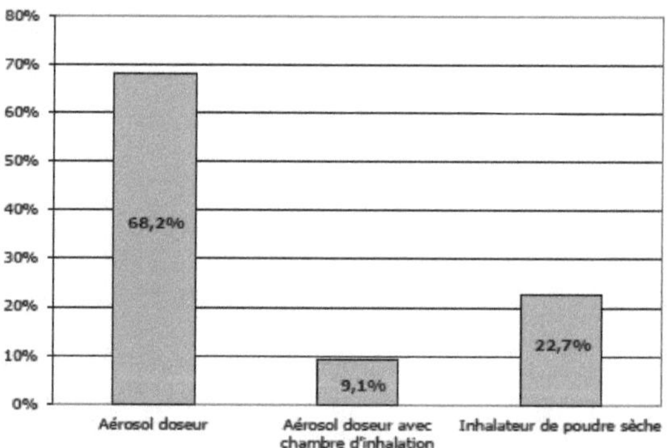

Figura 6: Distribuição por tipo de sistema de inalação (grupo não controlado).

c. Técnica de inalação :

Foi avaliada em 12 doentes. Foi mau em 16,7% dos casos (2).

d. Cumprimento da terapêutica :

Foi considerado mau em metade dos casos (11).

B. Factores que influenciam o controlo da asma :

1. Idade :

Não se verificou uma relação estatisticamente significativa entre a idade média de avaliação e o nível de controlo da asma (p=0,67). Da mesma forma, não se verificou uma relação significativa entre a idade de início precoce (antes dos 6 anos) e o nível de controlo da asma na adolescência (p=0,64).

2. Género :

Não se verificou uma relação estatisticamente significativa entre o sexo e o controlo da asma (p=0,96) (Tabela VII).

Tabela VII: Sexo e controlo da asma.

	Controlado	Não controlado	P
Masculino	18 (56,3%)	14 (43,7%)	
Feminino	10 (55,6%)	8 (44,4%)	0,96

3. Obesidade :

O excesso de peso não afectou significativamente o controlo da asma (p=0,43) (tabela VIII).

Tabela VIII: Distribuição dos adolescentes de acordo com o peso.

	Controlado	Não controlado	P
Obesidade/sobrepeso	6 (75%)	2 (25%)	
Peso normal	22 (53,7%)	19 (46,3%)	0,43

4. Tabagismo passivo :

Não foi encontrada uma relação estatisticamente significativa entre a exposição ao tabagismo passivo e o nível de controlo da asma nos adolescentes (p=0,8) (tabela IX).

Tabela IX: Distribuição dos adolescentes de acordo com a exposição ao tabagismo passivo.

	Controlado	Não controlado	P
Tabaco (+)	13 (54,2%)	11 (45,8%)	
Tabaco (-)	15 (57,7%)	11 (42,3%)	0,8

5. Humidade em casa :

A presença de um elevado nível de humidade em casa foi significativamente correlacionada com um mau controlo da asma (p=0,027) (tabela X).

Tabela X: Distribuição dos adolescentes de acordo com a humidade em casa.

	Controlado	Não controlado	P
Humidade (+)	9 (39,1%)	14 (60,9%)	
Humidade (-)	19 (70,4%)	8 (29,6%)	0,027

6. Contacto com animais de estimação :

A presença de animais de estimação no ambiente dos adolescentes asmáticos foi mais frequente no grupo controlado (28,6%) do que no grupo não controlado (18,2%). A diferença não foi estatisticamente significativa (p=0,39).

7. Condições socioeconómicas (CSE) :

As CES foram piores no grupo não controlado, mas não houve associação significativa com o controlo da asma (p=0,64) (tabela XI).

Tabela XI: Repartição dos adolescentes por SSC.

	Controlado	Não controlado	P
Bom/médio	26 (57,8%)	19 (42,2%)	
Mau	2 (40%)	3 (60%)	0,64

8. Duração da doença :

A duração média da doença em todo o grupo foi de 8,3 anos ± 4,3 (1-15). Os adolescentes com asma controlada tiveram uma duração média da doença mais curta (7,9 anos ± 4,1) do que os com asma não controlada (8,7 anos ± 1), mas a diferença não foi significativa (p=0,5).

9. Gravidade da asma :

Não houve correlação estatisticamente significativa entre a gravidade da asma e o controlo da asma (p=0,36), embora nesta série todos os adolescentes tivessem asma ligeira a moderada (tabela XII).

Tabela XII: Distribuição dos adolescentes de acordo com a gravidade da asma.

	Controlado	Não controlado	P
Asma ligeira	20 (58,8%)	14 (41,2%)	
Asma moderada	8 (50%)	8 (50%)	0,36

10. Função respiratória :

a. Pico de fluxo expiratório :

Uma diminuição do PFE abaixo do limiar de 80% do valor teórico para a altura foi significativamente correlacionada com o nível de controlo da asma (p=0,018) (tabela XIII).

Quadro XIII: Repartição dos adolescentes por DEP.

	Controlado	Não controlado	P
PFE > 80% teórico	22 (58,8%)	12 (41,2%)	
DEP :!:' 80% teórico	3 (25%)	9 (75%)	0,018

b. Teste da função respiratória :

Não se verificou uma relação estatisticamente significativa entre a presença de uma síndrome obstrutiva intercrítica e o nível de controlo da asma (p=0,76) (tabela XIV).

Tabela XIV: Distribuição dos adolescentes de acordo com a FLT intercrítica.

	Controlado	Não controlado	P
EFR patológico	17 (56,7%)	13 (43,3%)	
EFR normal	11 (61,1%)	7 (38,9%)	0,76

11. Pele atópica :

a. Atopia familiar :

Não se verificou uma relação estatisticamente significativa entre a presença de atopia familiar e o nível de controlo da asma na adolescência (p=0,52), incluindo para a história familiar de asma (p=0,07).

b. Atopia pessoal :

*** Rinite alérgica (RA):**

Dos 50 adolescentes incluídos neste estudo, 22 apresentavam rinite alérgica associada. Não houve relação estatisticamente significativa entre a presença de rinite alérgica e o nível de controlo da asma (p=0,335) (tabela XV).

Tabela XV: Rinite alérgica e nível de controlo da asma.

	Controlado	Não controlado	P
Rinite alérgica (+)	14 (63,6%)	8 (36,4%)	
Rinite alérgica (-)	14 (50%)	14 (50%)	0,335

*** Conjuntivite alérgica (CA) :**

Foi mais frequente no grupo não controlado (13,6%) do que no grupo controlado (3,6%), mas a diferença não foi significativa (p=0,3).

*** Hipereosinofilia :**

A frequência de hipereosinofilia no grupo controlado (54,2%) e no grupo não controlado (47,6%) foi comparável, e a diferença não foi estatisticamente significativa (p=0,66).

12. Sensibilização cutânea :

Dos 38 adolescentes que foram submetidos a testes de punção para deteção de pneumalergénios, 21 apresentaram testes cutâneos positivos. Destes, dez (47,6%) não estavam controlados. Não houve relação estatisticamente significativa entre a positividade dos testes cutâneos e o nível de controlo da asma (p=0,69) (tabela XVI).

Tabela XVI: Sensibilização cutânea e nível de controlo da asma.

	Controlado	Não controlado	P
Testes cutâneos (+)	11 (52,4%)	10 (47,6%)	
Testes cutâneos (-)	10 (58,8%)	7 (41,2%)	0,69

13. Tratamento de fundo :

O tratamento foi iniciado em todos os adolescentes asmáticos incluídos no nosso estudo, exceto em dois doentes do grupo de controlo. O tratamento consistiu em corticosteróides inalados (CI) isolados ou numa combinação de CI e beta-2 miméticos de ação prolongada (LABM). Não se verificou uma relação estatisticamente significativa entre o tipo de tratamento de fundo e o controlo da asma (p=0,71) (tabela XVII).

Tabela XVII: Tratamento de base e controlo da asma.

	Controlado	Não controlado	P
CSI	19 (55,9%)	15 (44,1%)	
CSI + BLDA	7 (50%)	7 (50%)	0,71

14. Utilização da câmara de inalação (CI) :

O uso de CI foi mais frequente no grupo controlado (80%) do que no grupo não controlado (20%). No entanto, não houve correlação com o nível de controlo da asma (p=0,36) (tabela XVIII).

Quadro XVIII: Utilização da câmara de inalação e controlo da asma.

	Controlado	Não controlado	P
IC (+)	4 (80%)	1 (20%)	
CI (-)	24 (53,3%)	21 (46,7%)	0,36

15. Técnica de inalação :

Foi avaliada em apenas 12 adolescentes do grupo não controlado (54,6%). Não foi encontrada relação estatisticamente significativa entre a qualidade da técnica inalatória e o nível de controlo da asma (p=0,11) (tabela XIX).

Tabela XIX: Técnica de inalação e controlo da asma.

Técnica de inalação	Controlado	Não controlado	P
Bom	23 (69,7%)	10 (30,3%)	
Errado	0 (0%)	2 (100%)	0,11

16. Cumprimento da terapêutica :

Verificou-se uma relação estatisticamente significativa entre a má adesão e o mau controlo da asma nos adolescentes (p=0,002) (tabela XX).

Tabela XX: Cumprimento da terapêutica e controlo da asma.

	Controlado	Não controlado	P
Bom cumprimento	21 (75%)	7 (25%)	
Fraco cumprimento	7 (31,8%)	15 (68,2%)	0,002

C. Efeitos da asma :

1. Escola :

Todos os doentes com asma bem controlada não tiveram problemas na escola. Verificou-se uma relação estatisticamente significativa entre o mau controlo da asma e o atraso escolar nos adolescentes (p=0,002) (tabela XXI).

Tabela XXI: Impacto da asma na escolaridade dos adolescentes.

	Controlado	Não controlado	P
Atraso escolar	0 (0%)	7 (100%)	
Escolaridade normal	28 (65,1%)	15 (34,9%)	0,002

2. Atividade desportiva :

Todos os adolescentes do grupo de controlo tinham uma atividade desportiva normal. Foi encontrada uma correlação significativa entre o mau controlo da asma e a limitação da atividade desportiva (p=0,005) (quadro XXII).

Quadro XXII: Impacto da asma na atividade desportiva dos adolescentes.

Actividades desportivas	Controlado	Não controlado	P
Limitada	0 (0%)	6 (100%)	
Normal	28 (63,6%)	16 (36,4%)	0,005

D. Estudo multivariado :

Apenas uma má adesão se correlacionou com um mau controlo da asma nos adolescentes **(p=0,011; OR=6,42 [1,86-22,2]).**

DISCUSSÃO

Atingir e manter o controlo da asma tornou-se o objetivo das orientações internacionais, e a avaliação do controlo da asma tornou-se o pilar da gestão da asma [7]. Para determinar os factores que influenciam o controlo da asma em adolescentes, realizámos um estudo transversal com recolha retrospetiva de dados e comparação de dois grupos de adolescentes com asma: um grupo controlado de 28 doentes e um grupo não controlado de 22 doentes. Os factores de mau controlo identificados no nosso estudo foram: um elevado nível de humidade em casa, um pico de fluxo expiratório intercrítico reduzido e uma fraca adesão ao tratamento. No entanto, o nosso trabalho tem algumas limitações:

*Tipo de estudo :

Um estudo de caso-controlo seria mais poderoso do que um estudo transversal com seleção aleatória de casos de entre todos os doentes com asma (os casos seriam adolescentes não controlados).

*Desvio de informação :

Dada a natureza retrospetiva do estudo, a recolha de dados foi confrontada com uma série de lacunas.

*Viés de seleção :

O estudo foi realizado num serviço de referência de respiração pediátrica. Os doentes com asma encaminhados para este departamento têm geralmente asma grave ou asma de difícil controlo.

A. Caraterísticas epidemiológicas :

I. Idade :

A hipótese de que o prognóstico da asma infantil difere consoante a idade de início seja anterior aos 3 anos ou posterior (entre os 3 e os 6 anos) foi descrita pela primeira vez na classificação do Tucson Respiratory Study[10]. As crianças que sofrem de sibilância recorrente de início tardio têm maior probabilidade de ter asma que persiste durante a infância, a adolescência e, por vezes, a idade adulta, do que as que sofrem de sibilância recorrente de início precoce, que é frequentemente transitória ao longo da vida. Bouzigon et al [11] confirmaram a existência de uma base genética para a idade de início da asma. Os polimorfismos nos genes localizados no cromossoma 17q21 (como o gene que codifica o ORMDL3) estão associados a um fenótipo de asma de início precoce desencadeado por infecções respiratórias, com um prognóstico mais favorável (remissão dos sintomas na idade adulta). O início antes dos 12 anos está mais frequentemente associado à atopia, enquanto a asma após os 12 anos está mais associada ao sexo feminino, à obstrução brônquica e ao tabagismo ativo [12]. No nosso estudo, a asma teve início na idade pré-escolar em 13 doentes (26%). Não encontrámos associação estatisticamente significativa entre a idade de início precoce (antes dos 6 anos) e o controlo da asma na adolescência (p=0,64).

II. Género :

Após a puberdade, a asma torna-se mais frequente e mais grave nas raparigas, especialmente no caso da puberdade precoce, sugerindo um papel das hormonas sexuais na génese da asma. A idade em que essa mudança ocorre varia de acordo com os estudos, de 11 a 18 anos [13]. A puberdade é marcada por alterações nos níveis circulantes das hormonas sexuais. Nos rapazes, níveis mais elevados de androgénios estão associados a uma melhor função pulmonar, enquanto nas raparigas, níveis mais elevados de estrogénios circulantes podem ter efeitos deletérios pequenos mas significativos na função pulmonar [14]. Um estudo realizado em Boston mostrou que a hospitalização por ataques de asma era mais frequente nos rapazes antes dos 14 anos e significativamente mais frequente nas raparigas a partir da adolescência [15]. Este facto foi confirmado por Varraso, que verificou que as raparigas que tinham passado por uma puberdade precoce e eram obesas apresentavam um risco de asma grave. Sears [17] relatou que o sexo feminino é um fator de persistência da asma na adolescência. Na nossa série, predominou o género masculino (64%) com um rácio de sexo de 1,8. Não houve uma relação significativa entre o sexo e o nível de controlo da asma (p=0,96).

III. Tabagismo passivo :

O tabagismo passivo é um importante problema de saúde pública. No inquérito AIRMAG [18], que estudou a prevalência e a gestão da asma pediátrica nos países do Magrebe, o tabagismo passivo atingiu 31,9% em Marrocos, 41,6% na Argélia e 53,3% na Tunísia. Num estudo transversal de 3187 crianças com idades compreendidas entre os 8 e os 13 anos de oito cidades portuguesas, 32,6% estavam expostas ao tabagismo passivo em casa [19]. Uma análise transversal secundária do estudo PATH (Population Assessment of Tobacco and Health) realizado nos Estados Unidos, que incluiu 2187 adolescentes asmáticos não fumadores com idades compreendidas entre os 12 e os 17 anos, encontrou uma taxa de tabagismo passivo de 28,9% [20]. Neste estudo, a exposição ao tabagismo passivo durante mais de uma hora nos últimos sete dias foi associada a mais problemas respiratórios, menos atividade física e perturbações do sono. A exposição ao tabagismo passivo, mesmo em níveis baixos, está associada a um maior risco de asma mal controlada e exacerbação da asma, com uma relação dose-resposta [21]. De Blic [22] também descobriu que o tabagismo passivo afecta significativamente o controlo da asma em crianças (P<0,001). De facto, apenas 20% dos doentes expostos ao tabagismo passivo tinham uma asma bem controlada. O tabagismo passivo agrava a gravidade da asma ao afetar o equilíbrio entre os linfócitos Treg e Th17. Os níveis de FoxP3 e TGF-□ diminuem, enquanto os níveis séricos de IL17-A e IL-23 aumentam à medida que a asma progride [23]. O tabagismo passivo também interfere no tratamento de fundo da asma, reduzindo a resposta ao tratamento com CIs. Num estudo realizado por Alterman et al [24], que comparou o tratamento supervisionado com CI num contexto escolar com o tratamento instituído no contexto habitual, em 180 crianças com idades compreendidas entre os 3 e os 7 anos, verificou-se que a melhoria observada no primeiro grupo só foi significativa nas crianças que não estavam expostas ao tabagismo passivo. A cessação do tabagismo reduz a frequência dos sintomas de asma, melhora a função pulmonar e restaura a resposta aos corticosteróides [25]. No nosso estudo, aproximadamente metade dos adolescentes, tanto nos grupos controlados como nos não controlados, estavam expostos ao tabagismo passivo. Não se verificou uma associação estatisticamente significativa entre o tabagismo passivo e o controlo da asma na adolescência (p=0,8).

IV. Obesidade :

O excesso de peso e a obesidade são a causa de complicações cardiovasculares, metabólicas, respiratórias e ortopédicas.... Em pediatria, as complicações respiratórias são as mais frequentes. As incidências de obesidade e asma seguem uma progressão paralela [26]. Num estudo com 7.505 crianças com idades entre os 4 e os 17 anos, Von Mutius et al [27] mostraram que o IMC era um fator de risco independente para o desenvolvimento de asma. Concluíram que uma estratégia adequada de redução de peso nas crianças poderia ajudar a reduzir a incidência de asma na infância. Da mesma forma, Castro-Rodriguez et al estabeleceram, a partir da coorte de Tucson, que tornar-se obesa entre os 6 e os 11 anos de idade nas raparigas aumentava o risco de desenvolver asma por um fator de 7 aos 13 anos de idade [28]. Com base em biopsias de gordura retiradas de 18 adolescentes obesos e comparadas com as retiradas de cinco crianças de controlo, Sbarbati et al mostraram sinais de inflamação crónica em doentes obesos: degeneração de adipócitos, infiltrados celulares inflamatórios, lesões microgranulomatosas e fibrose [29]. Shore relatou que os adipócitos podem segregar numerosos mediadores e citocinas envolvidos na resposta inflamatória, particularmente no sistema brônquico [30]. O papel das adipocinas, e em particular da leptina, na asma obesa é debatido. A secreção de leptina está aumentada nos obesos e tem um efeito pró-inflamatório. O tratamento de ratinhos sensibilizados com leptina aumentou a hiperreactividade brônquica induzida por alergénios, mas não afectou o influxo de eosinófilos nas vias aéreas ou a expressão de citocinas TH2, sugerindo que a leptina é capaz de aumentar a hiperresponsividade brônquica através de um mecanismo independente da inflamação TH2 [30,31]. Ao contrário da leptina, a adiponectina, outra hormona segregada pelo tecido adiposo, tem uma ação anti-inflamatória, inibindo a síntese de certas citocinas como o TNF (fator de necrose tumoral) alfa ou a IL6, e promovendo a síntese de moléculas anti-inflamatórias como a IL10. As consequências da obesidade na função respiratória também foram esclarecidas [32]. Num estudo sobre a influência do crescimento infantil na asma e na função pulmonar, Sonnenschein-van der voort et al mostraram que o aumento de peso durante os primeiros três meses de vida estava associado à asma e à hiperresponsividade brônquica aos 8 e 17 anos [33]. Estes vários estudos sublinham a importância de identificar a obesidade precocemente, desde os primeiros meses de vida, e de garantir que esta é gerida de forma adequada. No nosso estudo, oito adolescentes (16,3%) tinham excesso de peso. Não se verificou uma relação estatisticamente significativa entre o excesso de peso e o controlo da asma (p=0,43).

V. Humidade em casa :

Níveis elevados de humidade em casa favorecem o crescimento de bolores e bactérias, sendo que os bolores emitem bioaerossóis e esporos, bem como compostos voláteis [34]. Num estudo com doentes asmáticos com idades compreendidas entre os 5 e os 44 anos e um grupo de controlo, Williamson et al [35] verificaram que a gravidade da asma estava significativamente correlacionada com os níveis de humidade e o crescimento de bolores em casa, com uma relação dose-resposta. Num outro estudo que envolveu 106 doentes com rinite alérgica ou rinite alérgica com asma, a humidade foi um fator que agravou os sintomas nos asmáticos alérgicos, mas não houve uma relação significativa com a gravidade da asma [34].

Nicolai et al [36], num estudo que envolveu 155 adolescentes (idade média = 13,5 anos), descobriram que os factores de risco para a persistência da hiperreactividade brônquica durante a infância, os sintomas desencadeados pela exposição a alergénios e a humidade em casa. As medidas para reduzir a humidade em casa podem, portanto, ter um impacto positivo na morbilidade relacionada com a asma [35]. No nosso estudo, a presença de humidade em casa foi positivamente correlacionada com um mau controlo da asma (p=0,027).

VI. Contacto com animais de estimação :

Os estudos epidemiológicos sobre a relação entre a exposição a alergénios de animais de companhia e a exacerbação da asma produziram resultados contraditórios. No entanto, existem provas que apoiam esta relação. Os resultados da meta-análise de Apelberg et al [37] mostraram que a exposição a um animal de estimação estava associada a um risco acrescido de sibilância em crianças com 6 ou mais anos de idade, enquanto não se observou qualquer associação em crianças mais novas. O estudo caso-controlo de Strachan et al [38] mostrou que a presença de animais de estimação em casa era um fator de risco independente para episódios graves de sibilância em adolescentes com idades compreendidas entre os 11 e os 16 anos. O estudo retrospetivo de Sarpong et al [39] sobre jovens asmáticos com idades compreendidas entre os 5 e os 18 anos também identificou a presença de um gato em casa como um fator de risco para a hospitalização por asma. A evicção de animais é recomendada no tratamento de pacientes com asma alérgica, a fim de reduzir a inflamação das vias aéreas, com o corolário de reduzir a hiperresponsividade brônquica e melhorar a função pulmonar [40]. Não foi significativamente relacionada com o nível de controlo da asma (p=0,39).

VII. Condições socioeconómicas :

Entre os factores sociais, o baixo estatuto socioeconómico tem uma das associações mais fortes e mais consistentes com a morbilidade e a mortalidade de várias doenças, incluindo a asma infantil [41,42]. As crianças de meios socioeconómicos baixos têm muito mais probabilidades de serem hospitalizadas ou de irem aos serviços de urgência por causa da asma. Também apresentam sintomas e exacerbações mais graves do que as crianças com asma provenientes de meios socioeconómicos mais elevados [43,44]. Nas crianças com asma, o baixo estatuto socioeconómico está associado a uma tendência para expressar perfis inflamatórios, incluindo níveis mais elevados de eosinófilos e maiores respostas de citocinas TH2 [45,46]. Esta relação entre o baixo estatuto socioeconómico e estes processos imunitários é largamente explicada pelo stress crónico e pela perceção da ameaça [46]. Isto sugere que o stress perturba os processos imunitários em crianças com asma, o que pode alterar as respostas para um perfil TH2 e sensibilizar o sistema TH2 para uma resposta mais agressiva após a exposição a alergénios [47,48,49]. Além disso, o stress crónico pode afetar outros sistemas biológicos, como o eixo hipotálamo-hipófise-adrenal, que se torna menos ativo [50]. As pessoas com um baixo estatuto socioeconómico têm maior probabilidade de viver em zonas com elevados níveis de exposição à poluição atmosférica e de viver em habitações precárias [51], o que aumenta a exposição a antigénios de baratas e bolores [52]. As famílias que se mudaram sentiram que a asma dos seus filhos era menos grave após a mudança [53]. Num estudo que envolveu 150 crianças asmáticas com idades compreendidas entre os 9 e os 17 anos, Chen et al [54] verificaram que um nível mais elevado de educação dos pais estava associado a um melhor controlo do ambiente doméstico e a uma menor exposição ao tabaco.

Os agregados familiares com rendimentos mais baixos são mais susceptíveis de suportar um pesado encargo financeiro na gestão da asma dos seus filhos, têm uma taxa mais elevada de recurso a cuidados de emergência e têm mais absentismo escolar devido à asma [55]. Numa revisão da literatura de artigos publicados entre 1997 e 2016 sobre a adesão na asma pediátrica (0-25 anos), Gray et al [58] verificaram que o estatuto socioeconómico era um dos factores mais importantes relacionados com a adesão à terapêutica com corticosteróides inalados. Os jovens de meios socioeconómicos baixos apresentavam um risco elevado de não adesão. No nosso estudo, não se verificou uma relação significativa entre o estatuto socioeconómico e o controlo da asma (p=0,64). No entanto, verificaram-se problemas financeiros nas famílias de cinco adolescentes do grupo não controlado, que foram a causa da interrupção do tratamento em dois casos e da fraca adesão nos outros três. Por outro lado, o baixo nível de escolaridade dos pais e as concepções erradas sobre a asma estiveram na origem da má adesão em cinco casos.

B. Caraterísticas clínicas :

I. Idade da doença :

No nosso estudo, os adolescentes com asma controlada tinham uma duração da doença mais curta (7,9 anos) do que aqueles com asma não controlada (8,7 anos), com uma diferença não significativa (p=0,5). Num ensaio clínico realizado em crianças com idades compreendidas entre os 7 e os 16 anos, Jonasson et al [59] verificaram que a adesão ao tratamento diminuía ao longo do tempo, o que pode explicar a influência da duração da doença no controlo da asma. A diminuição da adesão foi proporcional à duração do tratamento; passou de 77% aos 3 meses para 27% aos 27 meses de tratamento. A duração da asma pode, teoricamente, influenciar o controlo da doença. A asma persistente está associada a alterações nas paredes dos brônquios, no âmbito da remodelação brônquica. Estas alterações reflectem-se no desenvolvimento progressivo de obstrução brônquica residual, que pode ou não ser sensível aos broncodilatadores ou mesmo aos corticosteróides inalados. A remodelação brônquica pode ser um fenómeno paralelo à inflamação das vias aéreas e não uma consequência desta, mas sim sistematicamente secundária a ela [60].

II. Gravidade da doença :

A gravidade da asma tem em conta a história da doença durante um período suficientemente longo, geralmente 6 a 12 meses [4]. Num estudo prospetivo de 220 adolescentes com asma persistente, Vidal et al [61] verificaram que o controlo da asma de acordo com o teste ACT diminuía com o aumento da gravidade da doença (p=0,001). Entre os 6 e os 12 anos de idade, a exposição a alergénios e o esforço parecem ser os factores mais responsáveis pela indução de exacerbações [62]. Nas crianças mais novas, as infecções respiratórias virais parecem ser a causa mais frequente [63,64]. A asma grave é mais comum na adolescência, e os factores psicossociais estão cada vez mais associados à gravidade da doença nesta idade [65,66]. O controlo e a gravidade da doença são dois conceitos independentes; a asma grave pode ser controlada e a asma moderada não controlada [67]. O controlo da asma deve ser alcançado independentemente da gravidade da asma. Na nossa série, não foi observada nenhuma forma grave de asma. A asma era ligeira em 66% dos casos e moderada em 34%. As exacerbações foram mais frequentes no grupo não controlado (4 casos) do que no grupo controlado (1 caso), não havendo uma relação estatisticamente significativa entre a gravidade e o controlo da asma (p=0,36).

III. Sintomas atópicos associados :

Os sintomas atópicos associados à asma no nosso estudo foram a rinite e a conjuntivite alérgica.

a. Rinite :

A rinite é mais comum em crianças asmáticas [68,69]. Ao contrário do que acontece nos adultos, o desenvolvimento de asma em crianças com rinite está frequentemente associado a alergia [70]. Vários estudos, tanto em adultos [71,72] como em crianças [68,69,73], referem o papel agravante da rinite na gravidade da asma e no seu mau controlo, enquanto outros estudos referem o papel benéfico do tratamento da rinite em doentes asmáticos. Crystal-Peters et al [74], num estudo prospetivo com doentes adolescentes e adultos, verificaram que o tratamento local da rinite reduziu significativamente os ataques de asma, os despertares noturnos e o absentismo devido à asma. Da mesma forma, Yu et al [75] demonstraram, num estudo retrospetivo de crianças asmáticas com idades compreendidas entre os 2 e os 18 anos, que o tratamento com corticosteróides nasais e/ou anti-histamínicos de $2^{\text{ème}}$ geração reduziu significativamente a incidência de exacerbações da asma no grupo com rinite alérgica. Em nosso estudo, 44% dos adolescentes apresentavam rinite. Não foi encontrada relação significativa entre a presença de rinite e o controlo da asma (p=0,34).

b. Conjuntivite alérgica :

No nosso estudo, a conjuntivite alérgica afectou 13,6% dos doentes do grupo não controlado. Não se verificou uma associação significativa com o controlo da asma.

IV. Carácter alérgico da asma :

Existe uma forte relação entre a sensibilização a alergénios e a asma [76]. Embora a alergia esteja fortemente associada à asma infantil, a questão da associação entre a intensidade da sensibilização alergénica e a gravidade e/ou controlo da asma é controversa [77].

Num estudo de 400 crianças asmáticas com idades compreendidas entre os 7 e os 18 anos, Carrol et al [78] encontraram uma relação significativa entre os marcadores de atopia (IgE, testes cutâneos) e a gravidade da asma. Outro estudo de 24 crianças seguidas até aos 11 anos de idade mostrou que o risco de desenvolver asma grave e não controlada era mais elevado nas crianças em que a sensibilização a alergénios tinha sido detectada antes dos seis anos de idade [79]. Sears et al [17], numa coorte de crianças seguidas prospectivamente dos 9 aos 26 anos de idade, descobriram que a alergia é um dos factores de risco para a transição da asma infantil para a idade adulta. Em contraste, o estudo EGEA de crianças asmáticas não encontrou qualquer ligação entre os marcadores de atopia (IgE, eosinófilos no sangue, testes cutâneos) e a gravidade da doença [80]. No nosso estudo, 55,3% dos adolescentes tinham testes cutâneos positivos, mas não houve correlação com o controlo da asma (p=0,69).

C. Fator psicológico :

As perturbações de ansiedade e depressão são mais comuns nos adolescentes com asma do que nos seus pares saudáveis. Uma meta-análise relata uma prevalência de 27% de depressão entre os adolescentes com asma, que é mais do dobro da prevalência dos adolescentes sem asma [81].

Bender [82] apresentou uma série de hipóteses para explicar a relação entre a asma e os sintomas depressivos. Por um lado, um mau controlo da asma pode causar angústia, levando a sintomas depressivos. Por outro lado, a depressão pode causar uma fraca adesão ao tratamento ou um aumento da inflamação crónica que leva a disfunções funcionais e físicas. Finalmente, alguns indivíduos podem ter uma predisposição genética que está subjacente tanto à gravidade da asma como aos sintomas depressivos. No que diz respeito às perturbações de ansiedade, numa meta-análise de 7000 crianças e adolescentes asmáticos, a prevalência de perturbações de ansiedade foi de 22,7%, o que é três vezes superior à prevalência registada em indivíduos saudáveis [83]. Uma caraterística particular dos adolescentes asmáticos é a maior frequência de ansiedade social. Isto deve-se provavelmente ao medo de reacções negativas dos pares e ao aumento do embaraço em situações sociais [84]. Alguns adolescentes com asma correm maior risco de desenvolver perturbações de ansiedade. Os factores de risco identificados por vários estudos são: ser caucasiano, do sexo feminino, ser fumador, viver numa família monoparental, asma recentemente diagnosticada, asma grave e a presença de problemas familiares [84,85]. Os sintomas de ansiedade (falta de ar, ritmo cardíaco acelerado) e os distúrbios depressivos (insónia, fadiga) podem sobrepor-se aos sintomas de asma [85], tornando o seu diagnóstico por vezes difícil. Além disso, os adolescentes estão frequentemente expostos a situações de grande stress e correm um maior risco de desenvolver stress crónico. As perturbações de ansiedade podem ser um dos marcadores ou uma consequência deste stress crónico. O stress crónico pode ter um efeito direto na asma, criando um clima pró-inflamatório através da regulação negativa dos receptores de glucocorticóides e catecolaminas, e reduzindo a resposta a certos tratamentos, como os broncodilatadores de curta duração [86,87,88]. Do mesmo modo, níveis elevados de stress familiar crónico em jovens asmáticos estimulam a produção in vitro de citocinas envolvidas na asma, incluindo a interleucina (IL)-5 e a IL-13, e mobilizam e activam os eosinófilos in vivo [89].

O stress também pode ter um efeito na asma através de mecanismos indirectos, incluindo o tabagismo, o excesso de peso ou a obesidade e a redução da adesão ao tratamento [86,90,91]. Vários estudos estabeleceram uma ligação entre a perceção do stress e os sintomas de asma nos adolescentes. Num estudo prospetivo que envolveu 20 adolescentes asmáticos de baixos rendimentos, as situações de stress (discussões, desentendimentos com os pais, etc.) foram associadas a um agravamento dos sintomas de asma nas horas que se seguiram aos acontecimentos stressantes [92]. Foram relatados resultados semelhantes num estudo com 61 adolescentes com idades compreendidas entre os 10 e os 20 anos (38 dos quais tinham asma), que revelou que a fração de óxido nítrico exalado aumentou aproximadamente 45 minutos após o stress agudo (conflito familiar), mas apenas em crianças com asma e baixo estatuto socioeconómico [93]. Estes vários estudos sublinham o facto de situações de stress repetidas poderem exacerbar a inflamação das vias aéreas e desencadear sintomas de asma. Num ensaio aleatório controlado que envolveu 277 adolescentes asmáticos com idades compreendidas entre os 12 e os 16 anos, Shankar et al [94] verificaram que o grupo com sintomas depressivos

(28%) tinha asma mais grave e recorria mais frequentemente a cuidados intensivos (p<0,001). Num outro estudo, Bender [82] verificou que a presença de ansiedade e/ou depressão em adolescentes com asma estava associada a um mau controlo da asma, aumento da utilização de cuidados de saúde, redução da qualidade de vida, má adesão ao tratamento e mau resultado terapêutico. Além disso, um clima emocional disfuncional na família pode desencadear sintomas de asma e afetar a gravidade da doença [95,96]. Num estudo realizado por Wolf et al [97], o stress e a depressão, inicialmente identificados nos pais, aumentaram o perfil inflamatório das crianças durante um período de 6 meses. Para além do ambiente familiar, o ambiente do adolescente pode ter um impacto na sua asma. Ao envolverem-se na sua comunidade, os adolescentes são susceptíveis de enfrentar uma variedade de situações adversas (violência, pobreza, discriminação, etc.). Assim, num estudo transversal de uma amostra de 61 adolescentes afro-americanos, o stress cumulativo elevado (pobreza, stress da vizinhança, stress escolar, pressão dos pares, conflito entre o adolescente e os pais) também foi associado à deterioração da qualidade de vida, à redução do controlo da asma e a visitas a serviços de urgência de asma [98]. Dada a elevada taxa de ansiedade e depressão co-mórbidas nos adolescentes com asma, recomenda-se o rastreio regular do estado psicológico e do funcionamento familiar para identificar as famílias em risco [85]. Por outro lado, a Academia Americana de Pediatria, nas suas recentes orientações, recomenda o rastreio universal da depressão em todas as crianças com mais de 12 anos [99]. Por seu lado, os sistemas de saúde devem desenvolver programas de sensibilização dos pais e dos jovens para o elevado risco de perturbações ansiosas e depressivas nos adolescentes com asma, e desenvolver programas de tratamento da ansiedade e da depressão para estes jovens [85]. As perturbações ansiosas e depressivas foram encontradas em três adolescentes asmáticos (21,4%). Em dois casos (14,3%) foram observadas perturbações de ansiedade e depressão nas mães.

D. Função respiratória :

O DRE tem pouco valor durante uma exacerbação. Confirmaria a síndrome obstrutiva e a distensão torácica. No entanto, são essenciais no período intercrítico. Tem valor diagnóstico e terapêutico na monitorização do controlo da asma, e também prognóstico [100]. A medição do PFE é um complemento muito útil para a medição da obstrução brônquica na clínica ou em casa [100]. A medição do PFE é ainda mais útil em certos subgrupos de doentes com uma fraca perceção dos seus sintomas [3]. Variações circadianas de mais de 20% no PFE indicam asma instável. A extensão da queda do PFE durante uma exacerbação e a avaliação da resposta após a administração de □2-adrenérgicos melhoram a gestão em casa [100]. De acordo com Kamps et al [101], a monitorização do PFE não é necessária na maioria das crianças com asma. A educação é o componente mais importante da auto-gestão da asma. No nosso estudo, uma diminuição do PFE intercrítico (<80% do valor teórico) foi associada a um mau controlo da asma nos adolescentes (p=0,018). Por outro lado, um distúrbio ventilatório obstrutivo no EFR intercrítico não se correlacionou com o nível de controlo da asma (p=0,76).

E. Caraterísticas terapêuticas :

I. Tratamento :

Os ICS representam a primeira linha de tratamento de fundo para a asma. A sua eficácia na redução da mortalidade por asma, dos sintomas de asma e da função ventilatória foi amplamente demonstrada [102]. Os corticosteróides também previnem a possível dessensibilização dos receptores beta2-miméticos (taquifilaxia). Num estudo multicêntrico, aleatorizado e em dupla ocultação, 11679 doentes com asma persistente moderada a grave (idade □ 12 anos) foram designados para receber fluticasona com salmeterol ou fluticasona isolada durante 26 semanas. Os doentes que receberam a combinação fluticasona-salmeterol tiveram um risco 21% menor de exacerbações graves da asma em comparação com o grupo da fluticasona isolada [103].

De acordo com a GINA 2018 [7], o uso de BLDAs em combinação com ICSs é do nível 3 de tratamento. Em nosso estudo, 96% dos pacientes foram iniciados em ICS. A combinação de ICS com BLDA foi usada em 28% dos casos. A escolha do tratamento de fundo (CI ou CI mais BLDA) não teve qualquer efeito no controlo da asma (p=0,71).

II. Técnica de utilização do dispositivo de inalação :

A técnica de inalação é geralmente deficiente em crianças asmáticas [104]. O mesmo se aplica aos adultos [105]. Uma técnica de inalação deficiente pode levar a uma aplicação deficiente do tratamento, o que pode reduzir a eficácia do mesmo [104]. Vários estudos relataram uma ligação significativa entre uma má técnica de inalação e um mau controlo da asma [104,105,106]. Quanto maior for o número de erros técnicos, pior será o controlo da asma [105].

De acordo com Manriquez et al [107], o erro mais comum observado em crianças asmáticas foi a não realização de uma apneia de 10 segundos após a inalação. Num estudo prospetivo transversal de 113 crianças asmáticas com idades entre os 2 e os 16 anos hospitalizadas por exacerbação da asma, a avaliação da técnica de inalação utilizando uma câmara de inalação mostrou que 42% dos participantes falharam pelo menos um passo essencial. Os resultados foram melhores quando foi utilizada uma câmara de inalação com uma máscara em vez de um bocal [108].

Numa revisão da literatura efectuada por Gillette et al [104], todos os estudos, exceto um, indicaram que a comunicação estava associada a uma melhor técnica de inalação e que quanto mais instrução a criança recebia, melhor era a técnica. Não basta perguntar às crianças se estão a utilizar corretamente os inaladores. É essencial que os prestadores de cuidados de saúde peçam às crianças que demonstrem a sua técnica de inalação em cada consulta [109].

Do mesmo modo, as intervenções nas escolas que envolvem o ensino da técnica de inalação mostraram uma melhoria da técnica ao longo de um período de 12 meses [110].

No nosso estudo, a técnica inalatória foi avaliada em 35 doentes (70%). Embora a técnica inalatória não tenha sido estatisticamente relacionada com o controlo da asma (p=0,11), foi boa em 94,3% dos casos, demonstrando que a educação dada aos doentes durante as consultas foi eficaz.

III. Cumprimento da terapêutica :

Na nossa série, o mau cumprimento da medicação foi encontrado em 44% dos casos e foi correlacionado com o controlo da asma (p=0,002; OR=6,42 [1,86-22,2]). Na análise multivariada, o mau cumprimento da medicação foi o único fator associado a um mau controlo da asma (p=0,011).

Nas crianças asmáticas, a adesão é geralmente inadequada, rondando os 50% [111]. A adesão é ainda mais baixa nos adolescentes [112]. Os adolescentes utilizam o tratamento preventivo da asma com menos frequência do que as crianças e os adultos com asma.

A correlação entre a adesão e o controlo da asma foi estabelecida em vários estudos. Num estudo transversal de 1410 crianças asmáticas com idades compreendidas entre os 6 e os 14 anos, a adesão foi significativamente associada ao controlo da asma (p=0,0005). Sessenta e cinco por cento das crianças com asma controlada eram cumpridoras [113]. Noutro estudo prospetivo que envolveu 106 crianças asmáticas, McQuaid et al [114] estabeleceram uma relação negativa entre o não cumprimento da terapêutica e o controlo da asma. Uma análise multivariada, baseada em dados de 10749 doentes (adultos e crianças), mostrou que a probabilidade de ter um controlo ótimo da asma era significativamente mais elevada nos doentes que cumpriam do que nos que não cumpriam (OR=1,6; 95% CI [1,5; 1,8]) [115].

A adesão ao tratamento não está relacionada com a gravidade da asma. Num estudo com 433 crianças atendidas em serviços de urgência por exacerbações de asma, o nível de adesão foi o mesmo que no estudo anterior, independentemente da gravidade da asma [116]. As barreiras à adesão dos adolescentes incluem uma atitude negativa em relação aos prestadores de cuidados [117], relutância em tomar a medicação na presença dos colegas e negação das consequências da não adesão ao tratamento [118].

Num estudo transversal que envolveu 126 adolescentes com asma, com idades compreendidas entre os 13 e os 21 anos, o obstáculo mais frequentemente citado para a adesão ao tratamento foi uma atitude negativa em relação aos médicos e à medicação (63%), seguida do esquecimento de tomar o tratamento (53%) e da negação da doença (50%). Este estudo também identificou a falta de auto-eficácia como o fator psicossocial mais influente que prevê a não adesão ao tratamento [119].

A falta de informação sobre os medicamentos para a asma e as falsas crenças também contribuem para uma fraca adesão [120]. Outros factores relacionados com o tratamento podem afetar a adesão: confusão entre tratamento de ação imediata e tratamento preventivo a longo prazo [121], má compreensão do papel do tratamento com corticosteróides inalados [122] e medo dos efeitos secundários dos corticosteróides inalados e dos broncodilatadores [121].

A fraca adesão pode também estar relacionada com a dificuldade de utilizar sistemas de inalação e com o custo por vezes elevado do tratamento [123]. Por outro lado, é necessária uma boa comunicação entre o médico e o doente para garantir a adesão do doente ao tratamento. No entanto, a comunicação com os adolescentes é particularmente difícil [124]. O médico deve, portanto, desenvolver as suas próprias técnicas de escuta ativa e de participação mútua, e as questões colocadas devem ser abertas e permissivas [125].

As decisões não devem ser ditadas, mas sim negociadas com o adolescente para que sejam aceites. Num estudo aleatório de 2509 pacientes, incluindo 721 crianças, os principais determinantes da adesão foram a qualidade da explicação do regime de tratamento, o tempo dedicado à consulta, o sentimento do paciente de estar envolvido na escolha do tratamento e a regularidade do acompanhamento [126]. Compreender o funcionamento dos adolescentes é essencial para melhorar a adesão ao tratamento. Nos últimos anos, os neurocientistas dedicaram muita atenção ao cérebro dos adolescentes, nomeadamente na tentativa de compreender por que razão este período da vida se caracteriza por comportamentos de risco e de tomada de decisões sub-óptimas. A neurociência atribui este comportamento nos adolescentes a um desequilíbrio entre a maturação rápida do sistema límbico, responsável pela impulsividade, e a maturação mais lenta do córtex pré-frontal, responsável pelo controlo e pela visão a longo prazo [127]. A influência do sistema límbico predomina na escolha de uma recompensa imediata, enquanto a ativação das regiões pré-frontais é mais importante na escolha de uma recompensa a longo prazo. A adolescência é, por isso, um período durante o qual é muito pouco provável que se recorra à terapêutica modificadora da doença, uma vez que esta não oferece benefícios a curto prazo e os seus benefícios a longo prazo não são percepcionados. Na revisão sistemática Cochrane publicada em 2014 sobre as intervenções para melhorar a adesão à medicação, os autores concluíram que os métodos utilizados para melhorar a adesão nas doenças crónicas eram, na sua maioria, complexos e pouco eficazes [128]. De facto, estas intervenções exigiam que os adolescentes controlassem melhor a sua adesão, educando-os intensivamente, envolvendo-os em terapias comportamentais e recordando-lhes diariamente a necessidade de tratamento. A sua ineficácia pode estar ligada a um erro de seleção: as regiões pré-frontais ainda não estão maduras nos adolescentes.

Pelo contrário, dada a predominância da atividade do sistema límbico sobre as regiões pré-frontais na adolescência, as maiores esperanças de melhorar a adesão à terapêutica residem atualmente nas intervenções neurotecnológicas dirigidas a este sistema límbico. Uma dessas abordagens foi aplicada a adolescentes e jovens adultos com cancro, utilizando um jogo de vídeo chamado "Re-Mission" [129]. Este jogo de ação coloca o jogador na pele de um nanobot que explora os corpos de jovens doentes com doenças malignas hematológicas e cancros sólidos. O objetivo do jogador é destruir as células cancerosas e as infecções oportunistas e gerir os efeitos secundários da quimioterapia. Um estudo multicêntrico realizado nos Estados Unidos e no Canadá comparou a utilização deste jogo de vídeo, jogado livremente durante 3 meses, por 375 jovens com idades compreendidas entre os 13 e os 29 anos, com a utilização de um jogo comercial (Indiana Jones) jogado livremente durante o mesmo período. Os jogadores de "Re-Mission" cumpriram melhor a quimioterapia e a profilaxia antibiótica. No que diz respeito à não adesão involuntária (esquecimento), o desenvolvimento das novas tecnologias permitiu conceber novas soluções para melhorar a adesão dos adolescentes. Um estudo efectuado especificamente em adolescentes com asma incluiu 89 participantes com idades compreendidas entre os 12 e os 17 anos, distribuídos aleatoriamente em dois grupos, um dos quais recebeu lembretes de mensagens de texto curtas (SMS) nas alturas em que o tratamento deveria ser efectuado, e o outro não [130]. O estudo mostrou uma melhoria no cumprimento do tratamento no grupo que recebeu o SMS.

F. Efeitos da asma :

I. Escola :

Em média, a asma afecta uma em cada dez crianças em idade escolar. Nos Estados Unidos, mais de 10 milhões de dias de escola são perdidos todos os anos devido à asma [132]. No estudo AIRE [133], 42,7% das crianças asmáticas na Europa faltaram à escola pelo menos uma vez por ano. Num inquérito telefónico aleatório realizado nos Estados Unidos (35 estados), 51% das crianças faltaram pelo menos um dia à escola por causa da asma nos 12 meses anteriores. As causas do absentismo escolar relacionado com a asma foram: asma não controlada, recurso frequente a cuidados urgentes, barreiras financeiras no acesso aos cuidados e presença de bolor em casa [134]. A asma mal controlada, que leva ao absentismo, é um fator de atraso escolar das crianças [131]. Este atraso também pode ser explicado pelos distúrbios do sono, que são mais frequentes nas crianças asmáticas do que nos seus pares saudáveis. Negligenciado ou aceite, o atraso escolar será responsável por uma escolha profissional demasiado precoce, muitas vezes inadequada para crianças asmáticas, conduzindo a profissões manuais, muito mais susceptíveis de causar asma ocupacional do que outras profissões [131].No nosso estudo, as dificuldades escolares só foram observadas no grupo não controlado (31,8%), e a associação com o mau controlo da asma foi significativa (p=0,002).

II. Atividade física :

As crianças e os adolescentes com asma devem ser encorajados a praticar uma atividade física regular. Um dos objectivos do tratamento da asma a longo prazo é permitir que os doentes mantenham um nível normal de atividade [7].

Os estudos para determinar se as crianças e adolescentes com asma são menos activos do que os seus pares saudáveis produziram resultados contraditórios. Alguns estudos não encontraram qualquer associação entre a redução da atividade física e a asma [137,138]. Por outro lado, noutros estudos, esta associação foi observada apenas em casos de broncoespasmo induzido pelo exercício [139], hospitalização recente [138] ou obesidade [140].

Num estudo transversal de 55 crianças com asma recentemente diagnosticada (com idades compreendidas entre os 6 e os 14 anos) e 154 crianças de controlo saudáveis, as crianças asmáticas começaram inicialmente a tomar corticosteróides inalados. Após um ano de seguimento, a melhoria do controlo da asma foi associada a um aumento significativo da atividade diária total de 2,8 horas por semana em comparação com os controlos saudáveis (p<0,001) [141]. A prática de desporto, há muito proibida ou desaconselhada em crianças asmáticas, é agora uma opção terapêutica, com benefícios fisiológicos e psicológicos. Reduz a dispneia de esforço, reduz as crises de asma de esforço e melhora a socialização da criança com os seus pares da mesma idade [131]. No nosso estudo, a limitação da atividade física foi significativamente correlacionada com um mau controlo da asma (p=0,005). Em particular, não foi relatada pelos adolescentes do grupo de controlo.

CONCLUSÕES

A asma é a doença crónica mais comum na população pediátrica. A prevalência da asma nos adolescentes com idades entre os 13 e os 14 anos está estimada em 13,7%, em comparação com 11,6% nas crianças com idades entre os 6 e os 7 anos. A Tunísia é um dos países com elevada prevalência [1]. A adolescência é um período de transição da infância para a idade adulta, caracterizado por intensas alterações de desenvolvimento, emocionais e psicossociais. Os objectivos do nosso estudo foram analisar as caraterísticas clínicas, espirométricas e terapêuticas da asma nos adolescentes e identificar os factores que influenciam o controlo da asma nesta população. O estudo foi realizado no Serviço de Pneumologia Pediátrica do Centro de Pneumologia Abderrahmane Mami, em Ariana, durante um período de cinco anos (2015-2019).Tratou-se de um estudo retrospetivo, transversal e descritivo que envolveu 50 adolescentes com asma. Os doentes foram divididos num grupo controlado de 28 e num grupo não controlado de 22. A avaliação do controlo da asma foi baseada na GINA 2018. A idade média dos pacientes incluídos no estudo foi de 12,8 anos, com uma duração média da doença de 8,3 anos. O rácio entre os sexos foi de 1,8.

No grupo de controlo, a idade média era de 13 anos, com uma relação de sexo de 1,8. A duração média da doença foi de 7,9 anos. A exposição ao tabagismo passivo foi observada em 46,4% dos casos. A humidade em casa foi referida em 32,1% dos casos. A obesidade foi registada em três adolescentes (10,7%). A asma era alérgica em 52,4% dos casos. Não foi registado qualquer atraso escolar ou redução da atividade desportiva. A avaliação psicológica foi efectuada em 6 adolescentes e revelou ansiedade ou depressão em 3 casos. Em termos funcionais, verificou-se uma diminuição moderada do PFE em 12% dos adolescentes. A espirometria revelou um distúrbio ventilatório obstrutivo em 60,7% dos casos. Em termos de tratamento, os corticosteróides inalados foram utilizados por 92,9% dos adolescentes. A adesão ao tratamento foi boa em 75% dos casos.

No grupo não controlado, a média de idades foi de 12,7 anos, com um rácio de sexo de 1,8. A duração média da doença foi de 8,7 anos. Metade dos adolescentes estava exposta ao tabagismo passivo. As condições socioeconómicas foram consideradas más em 13,7% dos casos e a humidade em casa foi referida em 63,6% dos casos. Não se registou obesidade neste grupo. A asma era alérgica em 58,8% dos casos. O atraso na frequência escolar e a diminuição da atividade desportiva foram referidos em 31,8% e 27,3% dos casos, respetivamente. A avaliação psicológica foi efectuada em oito adolescentes, tendo revelado depressão num caso. Em termos funcionais, verificou-se uma redução moderada a grave do PFE em 42,9% dos adolescentes. A espirometria, realizada em 20 adolescentes, mostrou distúrbios ventilatórios obstrutivos em 65% dos casos. Em termos de tratamento, todos os doentes utilizaram corticosteróides inalados, sendo os beta-2 miméticos de ação prolongada utilizados em combinação em 31,8% dos adolescentes. A adesão ao tratamento foi fraca em 68,2% dos casos.

Os factores identificados no nosso estudo como contribuindo para um mau controlo da asma foram :

- A presença de humidade em casa (OR=3,69),

- uma redução do pico de fluxo expiratório intercrítico (OR=5,5),

- fraca adesão ao tratamento (OR=6,42).

Num estudo multivariado, o único fator identificado como contribuindo para um mau controlo da asma nos adolescentes foi a fraca adesão ao tratamento (p=0,011). O mau controlo da asma foi significativamente correlacionado com as dificuldades escolares (p=0,002) e com a redução da atividade desportiva (p=0,005) observadas nos adolescentes.A complexidade da gestão da asma na adolescência está associada a um conjunto de factores específicos, incluindo problemas de desenvolvimento e comportamentos de risco, perturbações psicológicas mais frequentes, nomeadamente ansiedade e depressão, especialmente nas formas graves, e negação da doença. Além disso, o desejo do adolescente asmático de não ser diferente e a pressão dos seus pares agravam a falta de adesão ao tratamento. A isto juntam-se os problemas culturais e, em particular, as ideias erradas sobre a terapêutica modificadora da doença. Para melhorar a adesão ao tratamento e assim promover o controlo da asma nos adolescentes, sugerimos :

- Sublinhar junto do adolescente e dos seus pais a necessidade de não interromper o tratamento modificador da doença, explicando a natureza crónica da doença.

- A avaliação psicológica deve ser reforçada e tornar-se uma parte sistemática do acompanhamento dos adolescentes asmáticos. Esta avaliação deve ser repetida se a asma se tornar mais grave.

- Envolver o assistente social no acompanhamento do adolescente asmático, para que os problemas intrafamiliares, nomeadamente as situações de conflito e os problemas financeiros, possam ser detectados precocemente e resolvidos a tempo.

- Melhorar os cuidados prestados aos adolescentes asmáticos no ambiente escolar através de programas educativos dirigidos tanto aos professores, para melhorar os seus conhecimentos sobre a asma e, assim, prestar um melhor apoio aos doentes na sua vida escolar, como, sobretudo, aos colegas, cujo papel preponderante na adesão dos adolescentes asmáticos ao tratamento tem sido salientado em vários estudos epidemiológicos.

REFERÊNCIAS

1. Pearce N, Aït-Khaled N, Beasley R, Mallol J, Keil U, Mitchell E et al. Tendências mundiais na prevalência de sintomas de asma: fase III do International Study of Asthma and Allergies in Childhood (ISAAC). Thorax. 2007;62:758-66.

2. Rancé F, Bataille H, Brémont F, Rittié JL, Dutau G, Didier A. Adult prognosis of adolescent asthma. Rev Mal Respir. 2000;17:1089-93.

3. Como deve ser definido o controlo da asma e em que base deve ser avaliado? Recomendações para o acompanhamento médico de pacientes adultos e adolescentes com asma. Rev Mal Respir. 2005;22:23-44.

4. De Blic J, Deschildre A. Monitoring asthmatic children: definition and measurement tools. Rev Mal Respir. 2008;25:695-704.

5. Schmier JK, Manjunath R, Halpern MT, Jones ML, Thompson K, Diette GB. The impact of inadequately controlled asthma in urban children on quality of life and productivity (O impacto da asma mal controlada em crianças urbanas na qualidade de vida e produtividade). Ann Allergy Asthma Immunol. 2007;98:245-51.

6. Sullivan SD, Rasouliyan L, Russo PA, Kamath T, Chipps BE. Extensão, padrões e peso da doença não controlada na asma grave ou difícil de tratar. Allergy. 2007;62:126-33.

7. Iniciativa Global para a Asma. Estratégia global para a gestão e prevenção da asma, 2018. Disponível em: www.ginasthma.org.

8. Organização Mundial de Saúde. A saúde dos jovens - um desafio para a sociedade. Relatório de um Grupo de Estudo da OMS sobre os Jovens e "Saúde para Todos no Ano 2000". Genebra: OMS; 1986. Série de Relatórios Técnicos, Nº 731.

9. Carsin A, Pham-Thi N. Exacerbações asmáticas: especificidades pediátricas (para além do tratamento). Rev Mal Respir. 2011;28(10):1322-8.

10. Martinez FD, Wright AL, Taussig LM, Holberg CJ, Halonen M, Morgan WJ. Asthma and wheezing in the first six years of life (Asma e sibilância nos primeiros seis anos de vida). N Engl J Med. 1995;332:133- 8.

11. Smit LAM, Bouzigon E, Pin I, Siroux V, Monier F, Aschard H. 17q21 variants modify the association between early respiratory infections and asthma. Eur Respir J. 2010;36:57-64.

12. Just J, Bourgoin-Heck M, Amat F. Fenótipos clínicos na asma durante a infância. Clin Exp Allergy. 2017;47:848-55.

13. Zein JG, Erzurum SC. A asma é diferente nas mulheres. Curr Allergy Asthma Rep. 2015;15(6):28.

14. DeBoer MD, Phillips BR, Mauger DT, Zein J, Erzurum SC, Fitzpatrick AM et al. Effects of endogenous sex hormones on lung function and symptom control in adolescents with asthma (Efeitos das hormonas sexuais endógenas na função pulmonar e no controlo dos sintomas em adolescentes com asma). BMC Pulm Med. 2018;18(1):58.

15. Schatz M, Clark S, Camargo CA. Diferenças de sexo na apresentação e curso das

hospitalizações por asma. Chest. 2006;129(1):50-5.

16. Varraso R, Siroux V, Maccario J, Pin I, Kauffmann F. Asthma severity is associated with body mass index and early menarche in women. Am J Respir Crit Care Med. 2005;171(4):334-9.

17. Sears MR, Greene JM, Willan AR, Wiecek EM, Taylor DR, Flannery EM et al. A longitudinal, population-based, cohort study of childhood asthma followed to adulthood. N Engl J Med. 2003;349(15):1414-22.

18. El Ftouh M, Yassine N, Benkheder A, Bouacha H, Nafti S, Taright S et al. Paediatric asthma in North Africa: the Asthma Insights and Reality in the Maghreb (AIRMAG) study. Respir Med. 2009; 103 Suppl 2:S21-S29.

19. Antunes H, Precioso J, Araújo AC, Machado JC, Samorinha S, Rocha V et al. Prevalência de exposição ao fumo passivo em crianças asmáticas em casa e no carro: Um estudo transversal. Rev Port Pneumol. 2016;22(4):190-5.

20. Merianos AL, Jandarov RA, Mahabee-Gittens EM. Association of secondhand smoke exposure with asthma symptoms, medication use, and healthcare utilization among asthmatic adolescents (Associação da exposição ao fumo passivo com sintomas de asma, uso de medicamentos e utilização de cuidados de saúde entre adolescentes asmáticos). J Asthma. 2019;56(4):369-79.

21. Neophytou AM, Oh SS, White MJ, Mak ACY, Hu D, Huntsman S et al. Secondhand smoke exposure and asthma outcomes among African-American and Latino children with asthma. Thorax. 2018;73:1041-8.

22. De Blic J, Boucot I, Pribil C, Robert R, Huas D, Marguet C. Controlo da asma nas crianças: ainda inaceitável? Um estudo transversal francês. Respir Med. 2009;103:1383-91.

23. Jing W, Wang W, Liu Q. O tabagismo passivo induz a asma pediátrica, afectando o equilíbrio das células Treg/Th17. Pediatr Res. 2019;85(4):469-76.

24. Halterman JS, Szilagyi PG, Yoos L, Conn KM, Kaczorowski JM, Holzhauer RJ et al. Benefícios de um programa escolar de tratamento da asma na ausência de exposição ao fumo passivo: resultados de um ensaio clínico aleatório. Arch Pediatr Adolesc Med. 2004;158:460-7.

25. Howrylak JA, Spanier AJ, Huang B, Peake RWA, Kellogg MD, Sauers H et al. Cotinine in children admitted for asthma and readmission. Pediatrics. 2014;133(2):e355-62.

26. Deschildre A, Pin I, Gueorguieva I, De Blic J. Asma e obesidade: qual é a relação nas crianças? Arch Pediatr. 2009;16(8):1166-74.

27. Von Mutius E, Schwartz J, Neas LM, Dockery D, Weiss ST. Relação entre o índice de massa corporal e a asma e atopia em crianças: o National Health and Nutrition Examination Study III. Thorax. 2001;56(11):835-8.

28. Castro-Rodriguez JA, Holberg CJ, Morgan WJ, Wright AL, Martinez FD. Increased incidence of asthmalike symptoms in girls who become overweight or obese during the school years. Am J Respir Crit Care Med. 2001;163(6):1344-9.

29. Sbarbati A. Obesidade e inflamação: evidência de uma lesão elementar. Pediatrics.

2006;117(1):220-3.

30. Shore SA. Obesity and asthma: lessons from animal models (Obesidade e asma: lições de modelos animais). J Appl Physiol. 2007;102:516-28.

31. Shore SA. Obesidade e asma: possíveis mecanismos. J Allergy Clin Immunol. 2008;121:1087-93.

32. Parameswaran K, Todd DC, Soth M. Alterações da fisiologia respiratória na obesidade. Can Respir J. 2006;13(4):203-10.

33. Sonnenschein-van der Voort AMM, Howe LD, Granell R, Duijts L, Sterne JAC, Tilling K et al. Influence of childhood growth on asthma and lung function in adolescence. J Allergy Clin Immunol. 2015;135:1435-43.

34. Hayes Jr D, Jhaveri MA, Mannino DM, Strawbridge H, Temprano J. O efeito da sensibilização ao bolor e da humidade na asma alérgica. Clin Respir J. 2013;7:135-44.

35. Williamson IJ, Martin CJ, McGill G, Monie RDH, Fennerty AG. Damp housing and asthma: a case-control study (Habitação húmida e asma: um estudo caso-controlo). Thorax. 1997;52:229-34.

36. Nicolai T, Illi S, Von Mutius E. Effect of dampness at home in childhood on bronchial hyperreactivity in adolescence (Efeito da humidade em casa na infância na hiperreactividade brônquica na adolescência). Thorax. 1998;53:1035-40.

37. Apelberg BJ, Aoki Y, Jaakkola JJK. Revisão sistemática: Exposure to pets and risk of asthma and asthma-like symptoms (Exposição a animais de estimação e risco de asma e sintomas semelhantes à asma). J Allergy Clin Immunol. 2001;107:455- 60.

38. Strachan DP, Carey IM. Home environment and severe asthma in adolescence: a population based case-control study (Ambiente doméstico e asma grave na adolescência: um estudo caso-controlo de base populacional). BMJ. 1995;311:1053-6.

39. Sarpong SB, Karrison T. Sensitization to indoor allergens and the risk for asthma hospitalization in children (Sensibilização a alergénios de interior e o risco de hospitalização por asma em crianças). Ann Allergy Asthma Immunol. 1997;79(5):455-9.

40. Custovic A, Murray CS, Gore RB, Woodcock A. Controlling indoor allergens. Ann Allergy Asthma Immunol. 2002;88(5):432-41.

41. Adler NE, Boyce T, Chesney MA, Folkman S, Syme SL. Desigualdades socioeconómicas na saúde. No easy solution. JAMA. 1993;269:3140-5.

42. Chen E, Matthews KA, Boyce WT. Socioeconomic differences in children's health: how and why do these relationships change with age? Psychol Bull. 2002;128(2):295-329.

43. Miller JE. The effects of race/ethnicity and income on early childhood asthma prevalence and health care use (Os efeitos da raça/etnia e do rendimento na prevalência da asma na primeira infância e na utilização dos cuidados de saúde). Am J Public Health. 2000;90:428-30.

44. Persky VW, Slezak J, Contreras A, Becker L, Hernandez E, Ramakrishnan V et al. Relationships of race and socioeconomic status with prevalence, severity, and symptoms of

asthma in Chicago school children. Ann Allergy Asthma Immunol. 1998;81:266-71.

45. Chen E, Fisher EB, Bacharier LB, Strunk RC. Socioeconomic status, stress, and immune markers in adolescents with asthma. Psychosom Med. 2003;65:984- 92.

46. Chen E, Hanson MD, Paterson LQ, Griffin MJ, Walker HA, Miller GE. J Allergy Clin Immunol. 2006;117:1014-20.

47. Kang DH, Coe CL, McCarthy DO, Jarjour NN, Kelly EA, Rodriguez RR et al. Cytokine profiles of stimulated blood lymphocytes in asthmatic and healthy adolescents across the school year. J Interferon Cytokine Res. 1997;17(8):481- 7.

48. Liu LY, Coe CL, Swenson CA, Kelly EA, Kita H, Busse WW. Os exames escolares aumentam a inflamação das vias respiratórias ao desafio antigénico. Am J Respir Crit Care Med. 2002;165:1062-7.

49. Wright RJ, Finn P, Contreras JP, Cohen S, Wright RO, Staudenmayer J et al. Chronic caregiver stress and IgE expression, allergen-induced proliferation, and cytokine profiles in a birth cohort predisposed to atopy. J Allergy Clin Immunol. 2004;113(6):1051-7.

50. Fries E, Hesse J, Hellhammer J, Hellhammer DH. Uma nova visão do hipocortisolismo. Psychoneuroendocrinology. 2005;30:1010-6.

51. Williams DR, Sternthal M, Wright RJ. Social determinants: taking the social context of asthma seriously. Pediatrics. 2009;123 Suppl 3:S174-S184.

52. Sporik R, Holgate ST, Platts-Mills TA, Cogswell JJ. Exposição ao alergénio dos ácaros do pó da casa (Der p I) e o desenvolvimento de asma na infância. Um estudo prospetivo. N Engl J Med. 1990;323:502-7.

53. Katz LF, Kling JR, Liebman JB. Moving to opportunity in Boston: early results of a randomized mobility experiment. Q J Econ. 2001;116(2):607-54.

54. Chen E, Shalowitz MU, Story RE, Ehrlich KB, Levine CS, Hayen R et al. Dimensions of socioeconomic status and childhood asthma outcomes: evidence for distinct behavioral and biological associations. Psychosom Med. 2016;78(9):1043-52.

55. Patel MR, Brown RW, Clark NM. Perceived parent financial burden and asthma outcomes in low-income, urban children. J Urban Health. 2013;90:329-42.

56. Kozyrskyj AL, Mustard CA, Simons FE. Inhaled corticosteroids in childhood asthma: income differences in use. Pediatr Pulmonol. 2003;36:241-7.

57. Kozyrskyj AL, Mustard CA, Simons FE. Socioeconomic status, drug insurance benefits, and new prescriptions for inhaled corticosteroids in schoolchildren with asthma. Arch Pediatr Adolesc Med. 2001;155:1219-24.

58. Gray WN, Netz M, McConville A, Fedele D, Wagoner ST, Schaefer MR. Adesão à medicação na asma pediátrica: uma revisão sistemática da literatura. Pediatr Pulmonol. 2018;53:668-84.

59. Jonasson G, Carlsen K, Mowinckel P. Asthma drug adherence in a long term clinical trial. Arch Dis Child. 2000;83:330-3.

60. Delacourt C. O lugar da corticoterapia inalada na prevenção da remodelação brônquica.

Controvérsia: contra. Rev Fr Allergol Immunol Clin. 2003;43:442-5.

61. Vidal A, Ubilla C, Duffau G. Control de asthma en adolescentes : Avaliação do controlo da doença em adolescentes asmáticos. Rev Med Chile. 2008;136:859- 66.

62. Bergström S, Sundell K, Hedlin G. Adolescents with asthma: consequences of transition from paediatric to adult healthcare. Respir Med. 2010;104:180-7.

63. Malmström K, Pitkäranta A, Carpen O, Pelkonen A, Malmberg LP, Turpeinen M et al. Human rhinovirus in bronchial epithelium of infants with recurrent respiratory symptoms. J Allergy Clin Immunol. 2006;118:591-6.

64. Hedlin G, Bush A, Carlsen KL, Wennergren G, De Benedictis FM, Melén E et al. Asma grave problemática em crianças, não um problema mas muitos: uma iniciativa GA2LEN. Eur Respir J. 2010;36:196-201.

65. Barton CA, McKenzie DP, Walters EH, Abramson MJ. Interações entre problemas psicossociais e gestão da asma: quem está em risco de morrer? J Asthma. 2005;42:249-56.

66. De Blic J, Boucot I, Pribil C, Huas D, Godard P. Nível de controlo da asma em crianças de clínica geral em França: resultados do estudo ER'ASTHME. Arch Pediatr. 2007;14:1069-75.

67. Cockcroft DW, Swystun VA. Asthma control versus asthma severity (Controlo da asma versus gravidade da asma). J Allergy Clin Immunol. 1996;98:1016-8.

68. Tsao SM, Ko YK, Chen MZ, Chiu MH, Lin CS, Lin MS et al. A survey of allergic rhinitis in Taiwanese asthma patients. J Microbiol Immunol Infect. 2011;44(2):139-43.

69. De Groot EP, Nijkamp A, Duiverman EJ, Brand PLP. A rinite alérgica está associada a um mau controlo da asma em crianças com asma. Thorax. 2012;67:582-7.

70. Bousquet J, Schünemann HJ, Samolinski B, Demoly P, Baena-Cagnani CE, Bachert C et al. Allergic Rhinitis and its Impact on Asthma (ARIA): achievements in 10 years and future needs. J Allergy Clin Immunol. 2012;130:1049-62.

71. Ponte EV, Franco R, Nascimento HF, Souza-Machado A, Cunha S, Barreto ML et al. A falta de controlo da asma grave está associada à coexistência de rinite moderada a grave. Allergy. 2008;63:564-9.

72. Magnan A, Meunier JP, Saugnac C, Gasteau J, Neukirch F. Frequência e impacto da rinite alérgica em doentes com asma na prática médica geral diária: um estudo observacional transversal francês. Allergy. 2008;63:292-8.

73. Peroni DG, Piacentini GL, Ceravolo R, Boner AL. Asma difícil: possível associação com rinossinusite. Pediatr Allergy Immunol. 2007;18 Suppl 18:25- 7.

74. Crystal-Peaters J, Neslusan C, Crown WH, Torres A. Treating allergic rhinitis in patients with comorbid asthma: the risk of asthma-related hospitalizations and emergency department visits. J Allergy Clin Immunol. 2002;109:57-62.

75. Yu CL, Huang WT, Wang CM. O tratamento da rinite alérgica reduz o risco de exacerbação da asma aguda em crianças asmáticas com idades compreendidas entre os 2 e os 18 anos. J Microbiol Immunol Infect. 2019;52:991-9.

76. Pin I, Pilenko C, Chatain P, Llerena C, Bost M. Environnement et asthme de l'enfant : controverses et jusqu'où aller? Arch Pediatr. 2004;11 Suppl 2:S93- S97.

77. Siroux V, Oryszczyn MP, Varraso R, Le Moual N, Bousquet J, Charpin D et al. Environmental factors in severe asthma and allergy: results of the EGEA study. Rev Mal Respir. 2007;24:599-608.

78. Carroll W, Lenney W, Child F, Strange RC, Jones PW, Whyte MK et al. Gravidade da asma e atopia: quão clara é a relação? Arch Dis Child. 2006;91:405- 9.

79. Turner S, Eaton T, Rowe J, Suriyaarachchi D, Serralha M, Holt BJ et al. Early- onset atopy is associated with enhanced lymphocyte cytokine responses in 11- year-old children. Clin Exp Allergy. 2007;37:371-80.

80. Siroux V, Oryszczyn MP, Paty E, Kauffmann F, Pison C, Vervloet D et al. Relationships of allergic sensitization, total immunoglobulin E and blood eosinophils to asthma severity in children of the EGEA Study. Clin Exp Allergy. 2003;33:746-51.

81. Lu Y, Mak KK, Van Bever HPS, Ng TP, Mak A, Ho RCM. Prevalence of anxiety and depressive symptoms in adolescents with asthma: a meta-analysis and meta-regression (Prevalência de ansiedade e sintomas depressivos em adolescentes com asma: uma meta-análise e meta-regressão). Pediatr Allergy Immunol. 2012;23:707-15.

82. Bender BG. Risk taking, depression, adherence, and symptom control in adolescents and young adults with asthma. Am J Respir Crit Care Med. 2006;173:953-7.

83. Dudeney J, Sharpe L, Jaffe A, Jones EB, Hunt C. Anxiety in youth with asthma: a meta-analysis (Ansiedade em jovens com asma: uma meta-análise). Pediatr Pulmonol. 2017;52:1121-9.

84. Bender B, Zhang L. Negative affect, medication adherence, and asthma control in children (Afeto negativo, adesão à medicação e controlo da asma em crianças). J Allergy Clin Immunol. 2008;122:490-5.

85. Katon W, Lozano P, Russo J, McCauley E, Richardson L, Bush T. The prevalence of DSM-IV anxiety and depressive disorders in youth with asthma compared to controls. J Adolesc Health. 2007;41(5):455-63.

86. Chen E, Miller GE. Stress e inflamação nas exacerbações da asma. Brain Behav Immun. 2007;21(8):993-9.

87. Miller GE, Chen E. Life stress and diminished expression of genes encoding glucocorticoid recetor and beta2-adrenergic recetor in children with asthma. Proc Natl Acad Sci U S A. 2006;103(14):5496-501.

88. Brehm JM, Ramratnam SK, Tse SM, Croteau-Chonka DC, Pino-Yanes M, Rosas-Salazar C, et al. Stress and bronchodilator response in children with asthma. Am J Respir Crit Care Med. 2015;192(1):47-56.

89. Chen E, Hanson MD, Paterson LQ, Griffin MJ, Walker HA, Miller GE. Socioeconomic status and inflammatory processes in childhood asthma: the role of psychological stress. J Allergy Clin Immunol. 2006;117(5):1014-20.

90. Landeo-Gutierrez J, Forno E, Miller GE, Celedón JC. Exposure to violence, psychosocial

stress, and asthma. Am J Respir Crit Care Med. 2020;201(8):917- 22.

91. Ohno I. Fenótipo neuropsiquiátrico na asma: alterações induzidas pelo stress psicológico do sistema neuroendócrino-imune na inflamação alérgica das vias aéreas. Allergol Int. 2017;66S:S2-S8.

92. Oren E, Gerald L, Stern DA, Martinez FD, Wright AL. Self-reported stressful life events during adolescence and subsequent asthma: a longitudinal study. J Allergy Clin Immunol Pract. 2017;5(2):427-34.

93. Chen E, Strunk RC, Bacharier LB, Chan M, Miller GE. Socioeconomic status associated with exhaled nitric oxide responses to acute stress in children with asthma. Brain Behav Immun. 2010;24(3):444-50.

94. Shankar M, Fagnano M, Blaakman SW, Rhee H, Halterman JS. Sintomas depressivos entre adolescentes urbanos com asma: um foco para os provedores. Acad Pediatr. 2019;19(6):608-14.

95. Wood BL, Lim J, Miller BD, Cheah PA, Simmens S, Stern T et al. Family emotional climate, depression, emotional triggering of asthma, and disease severity in pediatric asthma: examination of pathways of effect. J Pediatr Psychol. 2007;32:542-51.

96. Kaugars AS, Klinnert MD, Bender BG. Family influences on pediatric asthma (Influências da família na asma pediátrica). J Pediatr Psychol. 2004;29(7):475-91.

97. Wolf JM, Miller GE, Chen E. Parent psychological states predict changes in inflammatory markers in children with asthma and healthy children. Brain Behav Immun. 2008;22(4):433-41.

98. Miadich SA, Everhart RS, Greenlee J, Winter MA. The impact of cumulative stress on asthma outcomes among urban adolescents (O impacto do stress cumulativo nos resultados da asma entre adolescentes urbanos). J Adolesc. 2020;80:254- 63.

99. Zuckerbrot RA, Cheung A, Jensen PS, Stein REK, Laraque D. Diretrizes para a depressão na adolescência nos cuidados primários (GLAD-PC): parte I. Preparação da prática, identificação, avaliação e gestão inicial. Pediatrics. 2018;141(3):e20174081.

100.De Blic J. Asthma in children and young children. EMC-Pediatria. 2016;11(1):1- 15.

101.Kamps AW, Brand PL. Education, self-management and home peak flow monitoring in childhood asthma. Paediatr Respir Rev. 2001;2(2):165-9.

102.Boushey HA. Effects of inhaled corticosteroids on the consequences of asthma (Efeitos dos corticosteróides inalados nas consequências da asma). J Allergy Clin Immunol. 1998;102(4):S5-S16.

103.Stempel DA, Raphiou IH, Kral KM, Yeakey AM, Emmett AH, Prazma CM, et al. Eventos graves de asma com fluticasona mais salmeterol versus fluticasona isolada. N Engl J Med. 2016;374(19):1822-30.

104.Gillette C, Rockich-Winston N, Kuhn JA, Flesher S, Shepherd M. Técnica do inalador em crianças com asma: uma revisão sistemática. Acad Pediatr. 2016;16(7):605-15.

105.Giraud V, Roche N. Misuse of corticosteroid metered-dose inhaler is associated with decreased asthma stability. Eur Respir J. 2002;19:246-51.

106.Giraud V. Avaliação do controlo da asma: uma auditoria da prática clínica. Rev Mal Respir. 2005;22 :219-26.

107.Manríquez P, Acuña AM, Muñoz L, Reyes A. Estudo da técnica inalatória em pacientes asmáticos: diferenças entre pacientes pediátricos e adultos. J Bras Pneumol. 2015;41(5):405-9.

108.Samady W, Rodriguez VA, Gupta R, Palac H, Karamanis M, Press VG. Erros críticos na técnica do inalador em crianças hospitalizadas com asma. J Hosp Med. 2019;14(6):361-5.

109.Alexander DS, Geryk L, Arrindell C, DeWalt DA, Weaver MA, Sleath B, et al. Are children with asthma overconfident that they are using their inhalers corretly? J Asthma. 2016;53(1):107-12.

110.Geryk LL, Roberts CA, Carpenter DM. A systematic review of school-based interventions that include inhaler technique education. Respir Med. 2017;132:21-30.

111.De Blic J. Cumprimento da terapêutica em crianças asmáticas. Rev Mal Respir. 2007;24:419-25.

112.Kit BK, Simon AE, Ogden CL, Akinbami LJ. Tendências na utilização de medicação preventiva para a asma entre crianças e adolescentes, 1988-2008. Pediatrics. 2012;129(1):62-9.

113.Tantisira KG, Litonjua AA, Weiss ST, Fuhlbrigge AL. Associação da massa corporal com a função pulmonar no Childhood Asthma Management Program (CAMP). Thorax. 2003;58:1036-41.

114.McQuaid EL, Kopel SJ, Klein RB, Fritz GK. Medication adherence in pediatric asthma: reasoning, responsibility, and behavior (Adesão à medicação na asma pediátrica: raciocínio, responsabilidade e comportamento). J Pediatr Psychol. 2003;28:323-33.

115.Godard P, Huas D, Sobier B, Pribil C, Boucot I. ER'Asthme, asthma control in 16580 patients followed in general practice. Press Med. 2005;34:1351-7.

116.Scarfone RJ, Zorc JJ, Capraro GA. Patient self-management of acute asthma: adherence to national guidelines a decade later. Pediatrics. 2001;108:1332-8.

117.Cohen R, Franco K, Motlow F, Reznik M, Ozuah PO. Percepções e atitudes de adolescentes com asma. J Asthma. 2003;40:207-11.

118.Rhee H, Wenzel J, Steeves RH. Adolescents' psychosocial experiences living with asthma: a focus group study. J Pediatr Health Care. 2007;21:99-107.

119.Rhee H, Belyea MJ, Ciurzynski S, Brasch J. Barriers to asthma self-management in adolescents: relationships to psychosocial factors. Pediatr Pulmonol. 2009;44(2):183-91.

120.Wamboldt FS, Bender BG, Rankin AE. Adolescent decision making about use of inhaled asthma controller medication: results from focus groups with participants from a prior longitudinal study. J Asthma. 2011;48:741-50.

121.Payot F. Asthma in children: how to improve compliance. Arch Ped. 2006;13(6):540-3.

122.Farber HJ, Capra AM, Finkelstein JA, Lozano P, Quesenberry CP, Jensvold NG et al.

Misunderstanding of asthma controller medications: association with nonadherence. J Asthma. 2003;40:17-25.

123.Walders N, Kopel SJ, Koinis-Mitchell D, McQuaid EL. Patterns of quick-relief and long-term controller medication use in pediatric asthma. J Pediatr. 2005;146:177-82.

124.De Benedictis D, Bush A. The challenge of asthma in adolescence (O desafio da asma na adolescência). Pediatr Pulmonol. 2007;42:683-92.

125.Evans D. Para ajudar os doentes a controlar a asma, o médico deve ser um bom ouvinte e professor. Thorax. 1993;48:685-7.

126.Adams RJ, Weiss ST, Fuhlbrigge A. Como e por quem os cuidados são prestados influencia o uso de anti-inflamatórios na asma: resultados de um inquérito à população nacional. J Allergy Clin Immunol. 2003;112:445-50.

127.Casey BJ, Getz S, Galvan A. The adolescent brain. Dev Rev. 2008; 28:62-77.

128.Nieuwlaat R, Wilczynski N, Navarro T, Hobson N, Jeffery R, Keepanasseril A et al. Intervenções para melhorar a adesão à medicação. Cochrane Database Syst Rev. 2014;11:CD000011.

129.Kato PM, Cole SW, Bradlyn AS, et al. Um jogo de vídeo melhora os resultados comportamentais em adolescentes e jovens adultos com cancro: um ensaio aleatório. Pediatrics. 2008; 122 (2):e305-17.

130.Johnson KB, Patterson BL, Ho YX, Chen Q, Nian H, Davison CL, et al. A viabilidade dos lembretes de texto para melhorar a adesão à medicação em adolescentes com asma. J Am Med Inform Assoc. 2016;23:449-55.

131.Karila C, Luc C, Dubus JC. A criança asmática no ambiente escolar: dificuldades encontradas, soluções previstas.... Arch Pediatr. 2004;11 Suppl 2:S120-S123.

132.Akinbami LJ, Moorman JE, Liu X. Asthma prevalence, health care use, and mortality (Prevalência da asma, utilização de cuidados de saúde e mortalidade): Estados Unidos, 2005-2009. Natl Health Stat Report. 2011;32:1-14.

133.Blanc FX, Postel-Vinay N, Boucot I, De Blic J, Scheinmann P. AIRE study: analysis of data collected from 753 asthmatic children in Europe. Rev Mal Respir. 2002;19 (5):585-92.

134.Hsu J, Qin X, Beavers SF, Mirabelli MC. Absentismo escolar relacionado com a asma, morbilidade e factores modificáveis. Am J Prev Med 2016;51(1):23-32.

135.Stores G, Ellis AJ, Wiggs L, Crawford C, Thomson A. Sleep and psychological disturbance in noturnal asthma (perturbações do sono e psicológicas na asma nocturna). Arch Dis Child. 1998;78:413-9.

136.Diette GB, Markson L, Skinner EA, Nguyen TTH, Algatt-Bergstrom P, Wu AW. Noturnal asthma in children affects school attendance, school performance, and parents' work attendance. Arch Pediatr Adolesc Med. 2000;154:923-8.

137.Cassim R, Koplin JJ, Dharmage SC, Senaratna BCV, Lodge CJ, Lowe AJ et al. The difference in amount of physical activity performed by children with and without asthma: a systematic review and meta-analysis. J Asthma. 2016;53:882-92.

138.Pike KC, Griffiths LJ, Dezateux C, Pearce A. Physical activity among children with asthma: cross-sectional analysis in the UK millennium cohort. Pediatr Pulmonol. 2019;54:962-9.

139.Van der Kamp MR, Thio BJ, Tabak M, Hermens HJ, Driessen JMM, Van der Palen JAM. Does exercise-induced bronchoconstriction affect physical activity patterns in asthmatic children? J Child Health Care. 2020;24:577-88.

140.Sousa AW, Cabral ALB, Martins MA, Carvalho CRF. Atividade física diária em crianças asmáticas de diferentes graus de gravidade. J Asthma. 2014;51:493-7.

141.Vahlkvist S, Inman MD, Pedersen S. Effect of asthma treatment on fitness, daily activity and body composition in children with asthma. Allergy. 2010;65:1464- 71.

APÊNDICES

Apêndice 1: Nível de controlo da asma de acordo com a GINA 2018

Box 2-2. GINA assessment of asthma control in adults, adolescents and children 6–11 years

A. Asthma symptom control		Level of asthma symptom control		
In the past 4 weeks, has the patient had:		Well controlled	Partly controlled	Uncontrolled
• Daytime asthma symptoms more than twice/week?	Yes☐ No☐			
• Any night waking due to asthma?	Yes☐ No☐	None of these	1–2 of these	3–4 of these
• Reliever needed for symptoms* more than twice/week?	Yes☐ No☐			
• Any activity limitation due to asthma?	Yes☐ No☐			

B. Risk factors for poor asthma outcomes

Assess risk factors at diagnosis and periodically, particularly for patients experiencing exacerbations.

Measure FEV_1 at start of treatment, after 3–6 months of controller treatment to record the patient's personal best lung function, then periodically for ongoing risk assessment.

Having uncontrolled asthma symptoms is an important risk factor for exacerbations.[79]

Additional potentially modifiable risk factors for flare-ups (exacerbations), even in patients with few symptoms,[†] include:

- High SABA use[80] (with increased mortality if >1 x 200-dose canister/month[81])
- Inadequate ICS: not prescribed ICS; poor adherence;[82] incorrect inhaler technique[83]
- Low FEV_1, especially if <60% predicted[84,85]
- Higher bronchodilator reversibility[86,87]
- Major psychological or socioeconomic problems[88]
- Exposures: smoking;[85] allergen exposure if sensitized[86]
- Comorbidities: obesity;[89] chronic rhinosinusitis;[90] confirmed food allergy[91]
- Sputum or blood eosinophilia[92,93]
- Elevated FENO (in adults with allergic asthma taking ICS)[94]
- Pregnancy[95]

Other major independent risk factors for flare-ups (exacerbations)

- Ever intubated or in intensive care unit for asthma[96]
- ≥1 severe exacerbation in last 12 months[97]

Risk factors for developing fixed airflow limitation

- Preterm birth, low birth weight and greater infant weight gain[98]
- Lack of ICS treatment[99]
- Exposures: tobacco smoke;[100] noxious chemicals; occupational exposures[32]
- Low initial FEV_1;[101] chronic mucus hypersecretion;[100,101] sputum or blood eosinophilia[101]

Risk factors for medication side-effects

- *Systemic:* frequent OCS; long-term, high dose and/or potent ICS; also taking P450 inhibitors[102]
- *Local:* high-dose or potent ICS;[102,103] poor inhaler technique[104]

Having any of these risk factors increases the patient's risk of exacerbations even if they have few asthma symptoms

FEV_1: forced expiratory volume in 1 second; ICS: inhaled corticosteroid; OCS: oral corticosteroid; P450 inhibitors: cytochrome P450 inhibitors such as ritonavir, ketoconazole, itraconazole; SABA: short-acting beta$_2$-agonist.

*Excludes reliever taken before exercise. For children 6–11 years, also refer to Box 2-3, p.30. See Box 3-8, p.51 for specific risk reduction strategies

[†]'Independent' risk factors are those that are significant after adjustment for the level of symptom control. Poor symptom control and exacerbation risk should not be simply combined numerically, as they may have different causes and may need different treatment strategies.

2. Assessment of asthma

29

Apêndice 2: Ficha individual.

Grupo: controlado/não controlado

Ficheiro n.º :

Nome completo :

Idade atual :

***Geral :**

IMC ($P/T2$): obesidade/sobrepeso/peso normal

Tabagismo passivo: sim/não

Ativo: sim/não

Condições socioeconómicasBoa/média/ruim Humidade em casa: sim/não
Contacto com animais de estimação: sim/não

***Caraterísticas clínicas :**

Idade de início :

Idade aquando do diagnóstico :

Duração da doença :

Asma alérgica: sim/não

Atopia familiar: sim/não (asma, rinite alérgica, dermatite atópica, etc.)

Atopia pessoal: sim/não (rinite alérgica, conjuntivite alérgica, dermatite atópica)
Controlo das doenças durante as últimas quatro semanas :

-número de broncodilatadores utilizados,

Sintomas/despertares noturnos (número de noites),

-Sintomas diurnos (n.º de dias),

-Limitação da atividade.
Perfil da doença nos últimos 12 meses :

-Número e gravidade das exacerbações,

-número de consultas de urgência,

-número de internamentos hospitalares,

-admissão nos cuidados intensivos devido a um ataque de asma (sim/não),

-Absentismo escolar (n.º de dias),

48

-Limitação da atividade física (sim/não). Gravidade da asma: ligeira/moderada/grave
***Avaliação psicológica:** adolescentes/pais

***DEP :**

- > 80% do valor teórico

- :5 80% do valor teórico

***EFR :**

-normal,

distúrbio ventilatório obstrutivo: reversível/não reversível.

***Biologia:**

-IgE total :

□150 U/ml

<150 U/ml

-Nível de eosinófilos no sangue :

□300/mm3

<300/mm3

***Tratamento de fundo atual para a asma:**

(Para cada medicamento, especificar: tipo/dose/via de administração)

-Corticosteróides inalados (ICS).

Miméticos beta-2 de ação prolongada (LABMs).

-Antileucotrienos.

***Técnica de inalação :**

Inalador de dose calibrada com ou sem câmara de inalação,

-Inalador de pó seco,

-ebulição.
***Cumprimento do tratamento:** bom/ruim

Apêndice 3: Curva do IMC por idade para os rapazes.

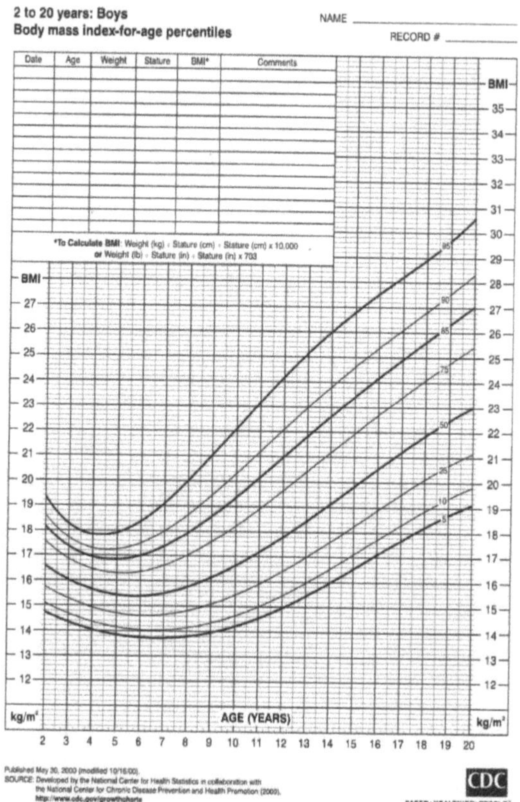

Apêndice 3: Curva do IMC por idade para as raparigas.

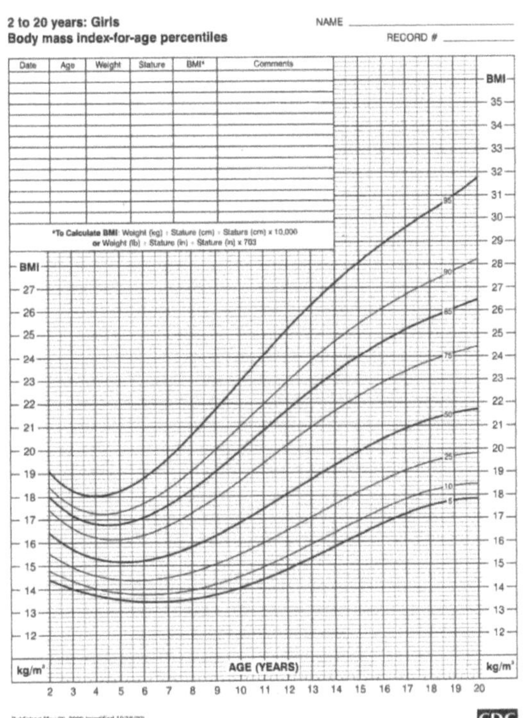

Apêndice 4: Estádios de gravidade da asma da GINA 2018.

Box 3-5. Stepwise approach to control symptoms and minimize future risk

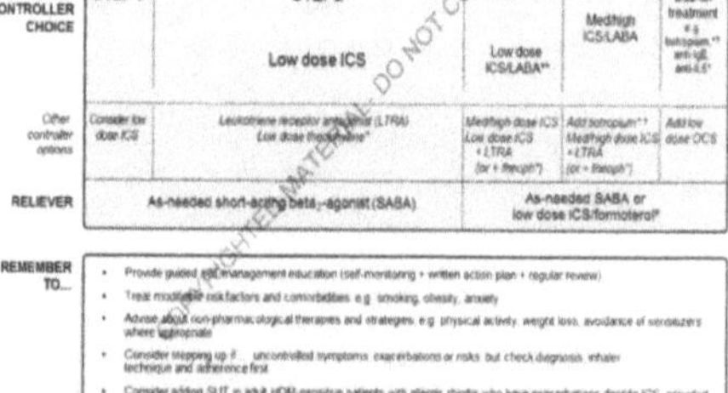

ICS: inhaled corticosteroids; LABA: long-acting beta2-agonist; med: medium dose; OCS: oral corticosteroids; SLIT: sublingual immunotherapy. See Box 3-6 (p.45) for low, medium and high doses of ICS for adults, adolescents and children 6–11 years. See Chapter 3 Part D (p.67) for management of exercise-induced bronchoconstriction.

* Not for children <12 years.
** For children 6–11 years, the preferred Step 3 treatment is medium dose ICS.
# Low dose ICS/formoterol is the reliever medication for patients prescribed low dose budesonide/formoterol or low dose beclometasone/formoterol maintenance and reliever therapy
† Tiotropium by mist inhaler is an add-on treatment for patients with a history of exacerbations. it is not indicated in children <12 years

3. Treating to control symptoms and minimize future risk

Apêndice 5: valores teóricos do EPD para crianças e adolescentes (5-18 anos)

PFE (l/min)		
Altura (cm)	Rapazes	Raparigas
100	106	105
105	132	132
110	159	158
115	185	185
120	212	211
125	238	237
130	265	264
135	291	290
140	318	317
145	344	343
150	370	369
155	397	396
160	423	422
165	450	449
170	476	475
175	503	501
180	529	528

FACTORES QUE INFLUENCIAM O CONTROLO DA ASMA NOS ADOLESCENTES

RESUMO

Introdução:

A asma é a patologia crónica mais comum entre os adolescentes. Devido às alterações fisiológicas, psicológicas e comportamentais inerentes à adolescência, o controlo desta doença neste grupo etário coloca problemas específicos e constitui um desafio adicional. A melhoria da qualidade de vida dos adolescentes asmáticos passa essencialmente por um melhor controlo da asma.Os objectivos do nosso trabalho foram esclarecer as caraterísticas clínicas e progressivas da asma nos adolescentes e identificar os factores que influenciam o controlo da doença.

Métodos :

O estudo foi descritivo, transversal e retrospetivo, envolvendo 50 adolescentes asmáticos. Os doentes foram divididos num grupo de 28 doentes controlados e num grupo de 22 doentes não controlados.

Resultados:

Há uma predominância do sexo masculino em ambos os grupos. O tabagismo passivo esteve presente em 48% dos casos. A humidade em casa estava presente em 46% dos casos. A asma era alérgica em 52,4% e 58,8% dos doentes controlados e não controlados, respetivamente. A avaliação psicológica interessou apenas 14 adolescentes (28%). A adesão foi fraca em 68,2% dos doentes não controlados. Foi observada uma diminuição moderada a grave do PFE em 42,9% dos adolescentes não controlados. Todos os doentes do grupo não controlado estavam a ser tratados com corticosteróides inalados, com uma técnica de inalação incorrecta em 16,7% dos casos.

Os factores para o mau controlo da asma foram:
** No estudo univariado: a presença de humidade no domicílio (OR=3,69), a redução do pico de fluxo expiratório no interictal (OR=5,5) e a má adesão à terapêutica (OR=6,42).*
** No estudo multivariado: má adesão à terapêutica (p=0,011).*

Palavras-chave : Asma, adolescente, controlo*

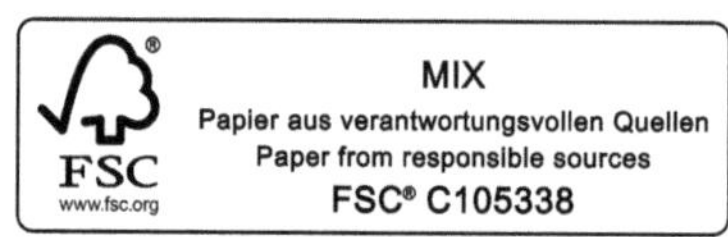

Printed by Books on Demand GmbH, Norderstedt / Germany